院長、クレーマー&問題職員で悩んでいませんか?

著 弁護士 島田直行

日本法令®

はじめに

本書の目的は、実に単純だ。医師が目の前の患者だけに集中すること。その余は蛇足だ。医師であれば、救いを求める患者に対して最良の治療を提供し、よりよい人生を過ごしてほしいと願うはずだ。新型コロナウィルス禍においてなお見受けられた医療従事者の献身的な努力には、あらためて畏敬の念を抱く。

医師の「命を救う」という社会的役割を果たすためには、医師、スタッフ、患者が良好な関係にあることが必要となる。それぞれが果たすべき役割を自覚し、尽力することではじめて医療が成立するといっても過言ではないであろう。

もっとも現実のクリニックでは、こういった医師の切なる願いは実現しにくくなっている。「よりよい治療」の実現に向けて歩みを揃えるべきスタッフ、あるいは患者と緊張関係に陥っているときがある。いずれも人に関する問題である。

院長は人の問題に頭を抱え、しだいに目の前の患者に真摯に向き合うことができなくなる。本来ならば信頼関係があるべきところに、疑念や批判ばかりあるのであれば、誰しも平穏な気持ちを維持することはできない。

私は、弁護士として複数の医療機関の顧問をさせていただいている。おそらく医師とすれば、弁護士が関与するケースとしては医療過誤を想定しやすいであろう。だが私の事務所で扱う事案は、医療過誤よりも、労働事件あるいは悪質クレーマー対応といった、人の問題に関するケースが圧倒的に多い。

多くの院長は、「人の問題を誰に相談すればいいか、わからない」と悩みつつ、人づてに私のことを聞き、相談に訪れる。人は、社会的地位が高くなり、背負うものが多くなるほどに、誰かに相談することができなくなってしまう。院長にしても然りだ。「弁護士に相談すると話が大きくなって噂になるのではないか」といつまでも相談できずに、ひたすら時間ばかりが過ぎ去っているケースがあまりにも多い。

本書は、そんなあなたに問う。

「人の問題で悩み疲れることが、医師になった理由なのか」と。

本書は、そういった院長の悩みに解決の指針を提示するものである。細かな知識については、あえて触れていない。多忙な院長には、そのすべてを把握する必要性も時間的余裕もないはずだ。それだけの時間があれば、ひとりでも多くの患者を診ていただくべきだ。

そこで本書では、クリニックの経営を前提に、「院長であれば、ここだけはせめて押さえておくべき」というところを体系化して説明している。一読すれば、解決に向けた全体のイメージを持っていただけるであろう。あらゆる知識は、全体のなかでの位置付けが決まってこそ意味がある。だからこそ、まずは問題解決に向けての全体図を自らのなかに持っていただきたい。

本書の特徴をいくつか指摘しておこう。まず本書は、労働問題と悪質クレーマー対応という、一見すれば別々の課題をひとつに体系化したものである。両者はまったく異なるようで、「人の問題」という点で共通する。しかも、相互に影響し合う関係にある。だからこそ院長には、両者を統一的に把握し、問題の抜本的解決に向けて歩みを進めていただきたい。

次の特徴は、空理空論ではなく、実際に経験したことを基礎にしていることだ。いくら正しい知識を山のように集約しても、現場で使えるものでなければ、現実にクリニックを経営する院長にとっては意味がない。そして現場で使う知恵は、シンプルであればあるほど応用性も高く利用しやすい。そこで本書では、「いかに手早く解決させるか」という視座から話を展開している。

さらなる特徴として、当事者の心理的な部分にも踏み込んで検討していることが挙げられる。人の問題は、そこに心情があるからこそ、流動的でとらえにくいものだ。つまり、人の心情への配慮がなければ問題の本質的な解決にはならない。スタッフとのトラブルにしても、患者とのトラブルにしても、相手の心理への理解があってこそ、ひとつの着地点を見いだすことができる。

なお本書では、夫が院長で、妻が事務担当というクリニックを前提にした話が多い。これは、私の個人的な経験を基礎に執筆しているためだ。見事な手腕を発揮されている女性院長も数多くいらっしゃるのは承知のうえ、この点についてはご理解いただきたい。

本書を読むにあたり、自問していただきたいことがある。それは、「医師とはなにか」ということだ。本書は、その問いに対する私なりのひとつの結論を導き出すものでもある。ぜひ、あなた自身の答えも考えていただきたい。

なお本書では、弁護士としての守秘義務から、事例が特定されないよう適宜内容を変更している。また関連する法規などは、いずれも執筆当時のものであることについてはご注意いただきたい。

2021年5月

島田直行

目次

院長、クレーマー&問題職員で悩んでいませんか？

第1章　人の問題で疲弊する医師たち

～影響し合い肥大するふたつの問題～

第2章 院長が労働問題に直面したら

〜クリニックの労働問題に秩序を宿す〜

第3章 クレーマー問題が発生したら

〜もはや患者ではない〜

第4章 弁護士との上手な付き合い方

～弁護士はあなたのそばにいる～

第5章　理想のクリニックの作り方

～クリニック繁栄の基礎を固める～

第1章

人の問題で疲弊する医師たち

～影響し合い肥大するふたつの問題～

1 目の前の患者に集中できない

『抱え込まれる医師の悩み』

「先生、僕は医師として目の前の患者だけを見たいのです。それなのに、余計なことがあまりにも多すぎる」――スタッフとの労働問題に疲弊した院長が、吐き捨てるように口にした言葉が今でも鮮明に思い出される。

医師は、社会的エスタブリッシュメントとして位置付けられる。資格を手にしたときから「先生」と呼ばれ、安定した収入も手に入れることができる。少なくとも世間からは、そう目されている。いわば勝ち組。されど現実の医師は、さまざまな悩みを抱えている。ときには悩みすぎて疲弊している方すらいる。経営まで担うクリニックの院長であれば、なおさら悩むことも多い。

医師が病気を抱える方に寄り添うように、弁護士は悩みを抱える方に静かに寄り添う。私の事務所には、そんな院長からの相談が持ち込まれてくる。

院長からの相談の特徴は、弁護士に相談するべきか悩み抜いたあげく、切羽詰まってから連絡をしてくることだ。根底には、「周囲に知られるのが恥ずかしい」「弁護士に相談したら話しが大きくなるのではないか」といった心情がある。**責任ある地位というのは、ときに自分の悩みを自由に吐露することすら許さない。**だからこそ、院長の相談については、「悩みを話して大丈夫です」という安心感を与えることから始める。

ある内科クリニックが問題職員を抱えてしまい、スタッフも含めて恐怖心に襲われていた。すでに弁護士に相談したものの、ありきたりの回答をされるばかりでまったく解決につながらない。そこで、知り合いを通じて私の事務所へ問い合わせがあった。

晩秋の午後６時過ぎに電話をすることになった。医師との打ち合わせは、たいてい診察が終わったあと実施している。院長に電話がつながるとすぐに、「弁護士の島田です。先生、大丈夫ですか」と伝えた。院長は予想しない言葉に驚くとともに、「ありがとう。よかった」と声を詰まらせた。

必要なのは、まずは安心。「医師であるがゆえに」という重責で身動きがとれない状況になっていたからこそ、たわいない言葉を寄せて安心してもらうことが肝心だ。

それから受任して10日間以内に、問題職員には退職してもらうことで話をまとめた。後日、奥様から「あのときの夫は、電話が終わってからは本当に安心した様子でした。救われました」と伝えられた。「仕事ですから」と淡々と答えたが、やはり感謝の言葉は身に染みる。

『両手に抱えた双子の不安』

病院であれば、顧問弁護士を抱えているところは多いだろう。これに対して、クリニックではまだ少ない。しかも、日頃から付き合いのある弁護士すらいないのが実情だ。

つまり、**悩みはあれども相談先を確保していない。**そのため何かトラブルに巻き込まれたときに、あわてて人づてに弁護士を探すことになる。

持ち込まれる相談事例は多種多様だ。「土地を借りている薬局の対応に納得いかない」「医療モールにしたけど隣の医者が気に入らない」「いつまでも院長が引退してくれない」などと書き出したら終わりがない。なかには「夫が看護師と浮気している」という妻からの怒りの相談もある。

「クリニックの代理人をしています」と言うと、「医療過誤が多いですか」と質問されることが多い。だが、医療過誤を担当することはあまりない。クリニックの場合には、難しい症状の患者であれば別の医療機関を紹介するため、直接的に医療過誤が問題になることは病院ほど多くはない。仮に医療過誤が問題になった場合でも、医師会や保険会社が用意した弁護士が対応することが一般的だ。

実際の相談として圧倒的多数を占めるのは、問題職員とクレーマーへの対応だ。「あのスタッフのせいでクリニックが壊れかねない」「あの患者がまたやってくる」——いずれも人に関する不安だ。**院長は、問題職員とクレーマーという双子の不安を両手に抱きながらの経営を強いられている。**読者もそういった不安があるからこそ、本書を手に取られたのであろう。そういった不安は、弱みを見せるようで周囲にはひときわ相談しにくい。

ここで読者を勇気づける真実をお伝えしよう。それは**「すべての医師は人の問題を抱えている」**ということだ。協調性のないスタッフに悩んでいる人もいれば、人手不足に悩んでいる人もいる。あるいは言われなき批判を患者の家族から受けている人もいる。

院長は、そういった問題の本質を直視することなく、場当たり的な対応でお茶を濁そうとしてしまう。それでクリニックの経営も「なんとなく」回ってしまうものだ。だが、「なんとなく」という姿勢こそクリニックの経営をときに危機に陥らせる。

あるクリニックでは、約半数のスタッフが同一の日に退職届を提出してきた。しかも翌日からの有給休暇の申請も併せて。「いくら相談しても院長が話を聞いてくれない」という日ごろの不満が一気に表面化したものだ。ほかにも、クレーマー対応を特定の職員に任せていたら、「受付が怖い。これが原因でうつ病になった」と言われた院長もいた。

いずれも院長の曖昧な経営姿勢が引き起こしたものだ。クリニックの繁栄と衰退は、院長の姿勢ひとつですべて決まる。弁護士としてクリニックの課題を片付けてきた果てに学んだことだ。

私はこれまでの経験をベースに、医師の抱える人の問題への対応策を体系化し、サービスとして提供している。本書は、その内容をお伝えするものだ。

根底にあるのは、自分の失敗。「弁護士が何様か」と電話越しに大声で非難されたこともある。安易に信頼して裏切られたこともある。そういった苦い経験を煎じたものだ。

経験をベースにしているがゆえに、ときにグロテスクで目を覆いたくなるだろう。だが**真実とはたいていグロテスクなものだ。**目を背けず現実を直視するからこそ、解決の指針も見いだすことができる。それは治療と同じだ。

それでは、まず不安を抱える医師の置かれた立場から確認していこう。

両手は事実と法律に縛られる

誰しも生きていくために、いくつもの仮面をすげ替えながら自分を演じている。医師も同じだ。家族として、医療の専門家として、あるいは経営者として。その場に応じた自分を演じている。ときに演じることに集中しすぎ、自分の置かれた立場を見失ってしまうこともある。

人は、自分で考えるほどに自分を理解していない。そのため問題を検討する前提として、「医師の置かれた立場」を確認することから始める。もっとも、抽象的に立場を考えてもわかりにくい。そこで院長の特殊性を明確にするため、一般企業の経営者と比較しながら話を進めていこう。

私は弁護士になったときから、「医師のために」と燃えるような情熱を持っていたわけではない。もともとは中小企業の経営者を対象に、労働問題やクレーマー対応を担当していた。それも具体的な計画や野心があったというわけではない。開業しても事件がなく、閑古鳥が飛んでいたので「あまり人がやらないことでもやろう」という切実な事情からだ。

それが一つひとつ実績を積んでいき、人づてに「あいつは面倒な会社の案件も扱う」という話が広がっていった。そこから人の問題に頭を抱える院長からも、相談を受けるようになった。「企業もクリニックも同じようなものだろう」と高をくっていたら、大きな間違いだった。同じ問題なのに、クライアントのスタンスがまったく違うのだ。

企業の判断基準は、最終的には営利性に尽きる。判断基準としてシンプルがゆえに、ある意味では弁護士としての方針も決めやすい。それがクリニックでは違う。「そんなことまで一般企業では考えません」と思わず口にすることがある。

このような相違が生じるのは、医療が公共的要素を含んでおり、単純に営利性だけで成り立つものではないからだ。仮に営利性のみを追求すれば、自由競争の名のもとに、医療を受けることができる者とできない者に区別されてしまう。医療には公共的要素があるため、判断基準を単純化することができない。これが人の問題にも影響を与えることになる。**規模の大小にかかわらず、院長には〝地域医療を支える〟という自負がある。**一般企業のように、「このサービスは売れない。だから撤退」と拙速に判断することはできない。いったん走り出したら走り続けなければならない。

そのためには人が必要だ。問題職員がいたとしても、「辞めたらクリニックが立ち行かなくなる」という不安に襲われる。結果として、腹が立っても飲み込んで耐えることしかできない。

そういった院長の忍耐力は、なかなか現場のスタッフには伝わらない。むしろ「パワハラだ」「労務管理がなっていない」といった不満を浴びせられる。「これでは、いったい誰が誰を雇っているのかわからない」と、ある院長は嘆いていた。クリニックを維持させるという大義のため、医師はスタッフに対して弱い立場に置かれている。

加えて労働法による規制もある。**労働法は、労働者は弱い立場にあるという価値観を前提に、労働者を守るためにある。**つまり労働法は、スタッフを守るものであって院長を守るようなものではない。

そのため労働事件になると、圧倒的に院長が弱い立場に置かれてしまう。院長は、法律的にもスタッフよりも弱い立場にあるということだ。院長の右手は事実に、左手は法律に縛られている。

『クレーマー問題と医師の義務』

同じような図式は、クレーマー問題でも認められる。

「クレーマーに対しては、毅然とした態度を」という言葉は、繰り返し耳にしてきたはずだ。それでも医師は、目の前の人を「クレーマー」と認めることができない。

医師の本懐は、病を携えた患者を救うことだ。不当な要求をされたとしても、「患者だから」ということで、ひたすら耐える姿勢を貫くことになりがちだ。それが自分にとっての相当な負担になっていることを感じながら。

たとえクレーマーであろうと、患者であることを否定することは、医師としての倫理に反するという思いがあるのであろう。**崇高な職業倫理が、ときとしてクレーマーを跋扈させてしまうことも否めない事実である。**

医師と患者は本来対等な立場であるべきだ。それがいつの間にか、患者のほうが偉くなっている。それを「おかしいのではないか」と言えない空気も現場に広がっている。見えない圧力のもとで、医師は自分の感情を抑えながら今日も聴診器を手に取る。

さらに悩ましいのが、医師法第19条第1項の定める医師の応召義務だ。これは、「医師として診察診療の求めがあった場合には、正当な事由がなければ拒否できない」という義務のことだとされている。

営利性を基礎とする一般企業であれば、「売る」「売らない」の自由がある。相手が気に入らなければ、「売らない」という回答をするだけですべてが終わる。されど医師の場合には、法律の定めによって、理由もなく診察を拒否することができない。

しかも法律の文言が曖昧であるため、いかなる場合に診療を拒否できるか判然としない。判然としないために、「拒否すれば問題になるのではないか」と萎縮して、クレーマーからの言いがかりすら甘んじて受けてしまうことになる。ここでも医師の両手は事実と法律で縛られている。

このように、医師は事実と法律の両面において、弱い立場にあることを認めなければならない。これは、「頼りがいのある存在」としての市民のイメージとは乖離したものだ。

現実をありのまま把握することは、複雑な問題を解決するための第一歩である。この現状認識を前提に、人の問題の解決方法を模索していく。

具体的な解決策を考える前に、同じく人の問題とされる労働問題とクレーマー対応の関係性から整理していこう。

『ふたつの問題は影響し合い肥大する』

労働問題とクレーマー問題は、一見すれば別個独立のものだ。労働問題はクリニック内の問題であり、クレーマー問題はクリニック外の問題である。

両者は独立したものとして、セミナーや本においても別々に語られる。読者のなかにも、知見を求め、セミナーに参加した方もいるはずだ。ただ、たいていの場合には、「いい話を聞いた」ということで終わってしまう。翌日からのクリニックが劇的に変わったということはない。むしろセミナーひとつで劇的に何かが変わってしまうことのほうが怖い。

セミナーで語られるのは、いずれも対症療法的なものであって、問題の本質的な解決になっていない。**問題を本質的に解決するには、戦略と時間を要する。**拙速に解決しようとしても表面的なものをならすだけで、本質的な解決にはつながらないものだ。

問題の本質を把握しにくいのは、「労働問題とクレーマー対応が別個独立のものである」という前提の認識に誤りがあるからだ。**これまでの経験からすれば、労働問題とクレーマー問題は独立のものではなく、相互に影響する関係にある。**

労働問題があれば、クレーマー対応にも苦労する。逆にクレーマー対応が杜撰であれば、労働問題も誘発しやすい。両者は泣きやまない双子のようなものだ。一方が泣きだすと他方もつられて泣きだす。これを受けて、泣き声がさらに大きくなってしまう。

両者が影響し合い肥大するのは、いくつかの特徴が共通するからである。

共通点①　感情を持った個人が相手

まず、**いずれも感情を持った個人を相手にしていることが挙げられる。**医師は、世界を論理で把握しようとする。論理は万国共通の言語。正しい論理であれば正しい結論に至るというのは、まさに「正しい」考え方だ。ただ人は、論理だけで動くような存在ではない。**人間を行動させるのは、論理を超えた感情にほかならない。**

ある院長が「なんど説明してもわかってくれない。なぜ理解しないのかがわからない」と話していた。残念ながら、いくら説明をしても問題の解決にはつながらないだろう。

医師としては、論理的に説明すれば相手も納得して矛を下ろしてくれると期待している。否、期待というよりも納得することが当然だと考えているのかもしれない。だが相手は、医師から論理的に説明を受けたというよりも、論理的にねじ伏せられたという印象を抱く。

人は、自分の考えが否定されるほど、自分の考えに正当性を見いだそうとする。結果として、医師からの説明にも根拠なく反発することになる。これではいつまでも問題の解決にならない。問題の解決には相手の心情を汲んだ配慮が必要になる。

共通点② いずれも組織の抱える課題

もうひとつの共通項は、**いずれも組織の抱える課題であるということだ。**

クリニックは院長を中心としたひとつの組織だ。これは一般企業と同じである。院長が「右」と指示すれば、全体として右に動くことこそ組織としてあるべき姿だ。院長が「右」と言いつつも、スタッフが独断で「左が正しい」として動いてしまうようなクリニックでは、誰も怖くて受診できない。強固な組織というのは、トップの指示のもとで同じ方向に動く組織のことだ。

だが、たったひとりの問題職員の存在で、組織の一体性は失われてしまうものだ。院長が、トップではなく組織内のバランス調整係に陥っている場面を何度も目にしてきた。医師も大変だろうが、そんな不安定な組織に身を任せる患者や職員も不安でしかない。職場の雰囲気というものは、見えないようで患者にも自ずと知れ渡るものだ。

こういった組織の課題は、クレーマー対応にも確実に影響する。クレーマー対応に迷走しているクリニックは、クレーマーに担当者個人で対応しようとしている。結果として、クレーマーによるストレスを特定の個人がすべて引き受けることになってしまい、疲弊してしまう。それを見ている周囲のスタッフも「がんばって」と口では励ましつつも、「ババ抜きゲームには巻き込まれたくない」と適当な距離を置くようになる。それがさらに職場内の空気を冷やし、労働問題にも広がっていく。担当者としては、「自分だけが負担を強いられている」という思いにもなる。

クレーマー対応は、個人ではなく組織で対応するのが鉄則である。この点を把握していないからこそ、電話対応や接遇といった個別のスキルを学習するばかりで、クリニックのクレーマー対応のレベルが向上しない。

共通点③　怒りの感情が周囲を巻き込む

さらに**両者は、怒りの感情が周囲を巻き込んでいくという特徴も共通する。**怒りという感情の持つ拡散力は、人間の持つさまざまな感情のなかでもとくに強い。ＳＮＳでも、何かに対する憤りについてのコメントを目にすることは多い。

院長に反発するスタッフは、他のスタッフも巻き込んでクリニック内に派閥を形成させることがある。個人の問題が、いつの間にか小さなクリニック内の派閥闘争になってしまう。クレーマーにしても、気がつけば患者ではなく患者の家族や知人といった第三者が出てきて、院長に詰め寄ってくるときもある。**怒りの感情には、本人と周囲を狂わせる恐ろしさがある。**

このように労働問題とクレーマー問題は、本質的な部分で共通したところが多い。そこで、ふたつのリスクの共通する部分を押さえることができれば、医師の抱える人の問題をトータルにとらえることができるはずだ。

この認識を前提に私が提案しているのが、クロス・リスク・ポイント（Cross Risk Point）という考え方である。医学の分野でCRPといえば炎症反応のことではあるが、ここでは組織の炎症反応を意味している。ふたつのリスクの共通点から、組織の抱える問題を顕在化して個別の対処方法を模索していく。

そこでまずは、共通要素から導き出される「なぜ医師は人の問題に悩むのか」という根源的理由から検討していこう。

2 人を救い、そして苦しめられる

『医師の悩みには共通する理由がある』

病める者を救うのは、崇高なる医師の使命である。されど医師は、救うべき人により苦しめられる。救いつつ苦しめられる現実は、ときに「自分はなんのために人を救っているのか」という自分の使命に対する虚無感につながるかもしれない。

だがこういった発想は、一部を拡大解釈して事実を曲解させるものだ。スタッフと患者のうち、圧倒的多数は良識ある人であり、医師であるあなたを信頼している。ごく一部の者に心乱されて、治療に集中できないことこそ問題だ。

「一部の人の問題ですべてを評価するべきではない。事実を歪曲して認識してはならない」ということは、聡明な医師であれば理解しているはずだ。理解しているはずなのに、悩みを取り除けないところにこの問題の難しさがある。労働問題にしてもクレーマー問題にしても、医師がいつまでも悩み続けてしまう理由は次の3つに大別できる。

理由① 解決の指針がない

まずは**解決の指針がないことだ。**医療においては、標準治療というものがある。「こういう症状に対しては、こういう治療方針で臨む」という一般的な指針といえるだろう。

解決方法の標準化は、医療分野に特化したものではない。あらゆる分野で効率的な問題解決のために利用されている。標準化をするためには、個別の事案における特殊事情を可能な限り排除して、シンプルなものとしてとらえなければならない。枝葉末節にこだわっていたら、いつまでも標準化などできないであろう。

弁護士の問題解決においても、セオリーあるいは定石といったものは存在する。「こういう場合には、このように対応する」といったものだ。されど人に関する問題の場合には、なかなか定石といったものを組み立てることができない。不可避的に人の感情に触れるものだからだ。人の感情は、流動的でとらえどころのないものだ。自分の都合で無理に型にはめて解決しようとすると、さらに問題が拡大することになりかねない。**人の問題については、標準的な感情というものがないように、標準的な解決指針というものもない。**

そのため、院長が腫れ物に触るように問題職員に対応しているだけ、というケースも少なくない。院長からは、「どうやって退職を勧めるべきかわからない」という相談を受けることが多い。明確な解決の指針がないなかで、結論を出さなければならない。ここにこそ悩みの原因がある。

理由②　医師が経営について学ぶ機会が少ない

次の理由としては、**医師が経営について学ぶ機会が少ないことが指摘できる。**

中小企業の創業者は、たたき上げで経営のすべてを自分で学ぶ。後継者であれば、先代からの教育を通じて経営全般について学んでいく。つまり経営全般を学ぶキャリアパスを経ている。これが**医師のキャリアでは経営全般を学ぶ機会がないに等しい。**

たいていの医師は、国家試験に合格したあとは、病院における勤務医としてキャリアをスタートさせる。病院ではすでに組織が構築されており、治療だけに集中できる環境が用意されている。仮に労働問題などがあっても、とりあえずは事務局が処理をしてくれるはずだ。つまり労働問題やクレーマーといった経営の課題には触れることなく、目の前の患者だけを相手にすることができる。

これが独立すると、世界は一変する。「クリニックを立ち上げよう」と決意すれば、たいていコンサルタントや銀行関係者がお膳立てをしてくれるだろう。開業準備とは、院長夫婦にとって不安がありつつも心躍るものだ。だが経営を始めてみると、予想もしなかったことばかりで驚くことになる。

クリニックの経営は、患者を診察すればいい、というほど単純なものではない。銀行への返済からスタッフの機嫌取りまで、やるべきことは星の数ほどある。ある院長夫妻が酒の席で、「最初の3年間はがむしゃらで記憶がない」と笑いながら語っていた。多くの開業医の方が思わず頷かれるのではないだろうか。それほど経営は過酷だということだ。**開業すれば、クリニックに関するすべての責任は院長ひとりが背負う。**人の問題にしても、「事務局でよしなに」という勤務医の意識感覚であり続けることはできない。対処を経験しないまま開業し、いきなり人の問題が「自分ごと」になってあわてることになる。

理由③　情報の共有がなされていない

院長が悩む最後の理由は、**情報の共有がなされていないことだ。**医学的な知見については、より良い医療のために積極的に共有されていくだろう。自分の見識が共有されることは医師としての誉れである。

これに対して、クリニックにおける人の問題は、外部と共有されることがない。私自身は経営におけるひとつの問題でしかないととらえているが、医師にとっては周囲に知られたくない自分の汚点のように映るのかもしれない。そのため、せっかくの経験についても情報の囲い込みがなされてしまい、共有されることはない。

他人のリアルな経験を知ることができないために、「このような対応でいいのだろうか」と疑問を抱きつつ、相手方に対応することになる。すべて無手勝流。院長の自信のなさは自ずと相手方にも伝わり、さらに混迷を来すことになる。

ネットで検索すれば、「このように対応するべし」という一般論はある。だがリアルな話ではない。人の問題について、いくら抽象的な知識を詰め込んだところで、具体的な解決にはつながりにくい。そもそもネットの知識だけで問題を解決できれば、法律事務所が成り立っていない。「他人の失敗は蜜の味。されど自分の失敗は知られたくない」というのが院長の本音であろう。

このような認識を共有したうえで、クリニックにおける労働問題及びクレーマー対応の個別の特徴について言及していこう。いずれの課題も、同時に解決することはまずできない。中途半端にすべてを一斉に解決しようとして、何も解決できない医師が少なくない。

複数の課題を前にしたときには、「いかにして解決するか」と同じくらい「どの順番で解

決するか」が重要である。

そこで本書では、労働問題についての検討から話を始めていく。クレーマー対応のポイントは、組織による対応だ。そのための基盤となる組織が揺らいでいては、いくらクレーマー対応の技術を習得しても砂上の楼閣になってしまう。ゆえに、労働問題を解決したうえでクレーマー対応を検討していくことが効果的だ。

それでは労働問題の特徴から俯瞰してみよう。

『問題職員は渡り鳥のようにやってくる』

いかなる分野でも労働問題はある。とくに昨今では、特定の社員が事業主に対して金銭的要求をしてくるケースが増えてきている。弁護士に依頼されるのはおそらく氷山の一角であって、実際には数え切れないほどのトラブルがある。

労働問題とひとくくりに表現しても、業種によって特徴が異なる。ここでは他の業種と比較したうえでの〝クリニックの労働問題の特徴〟をいくつか指摘していこう。

特徴①　問題職員の渡り鳥化

まず**問題職員が渡り鳥のように移動するという傾向が挙げられる。**医療・介護の分野は、圧倒的な人手不足の状況にある。院長による「誰かいい人がいたら紹介して」「募集をかけてもまったく人が集まらない」という声を耳にすることが多い。とくに看護師に関しては、申し込みがあれば即採用というところもある。

こういった売手市場であることは、看護師自身もよく理解している。そのため職場の対応に不満があれば、すぐに退職してしまう。退職してしまっても次の就職先を探すのに苦労を要しないため、あえて不満を抱きつつ同じ職場にこだわる必要もないからだ。もはや「ひとつの職場で退職まで」というのは医療分野では幻想となっている。久しぶりにクリニックに行ったら看護師が総入れ替えされていたというケースも耳にする。

あるクリニックでは、医師の指示に従わない看護師がいたために、半年もしないうちに解雇した。するとすぐに弁護士がついて、不当解雇だということで裁判を申し立ててきた。**解雇の場合には、圧倒的に院長が不利だ。**裁判所は予想どおり、職場に復帰させることを提案してきた。対して私は、「いったん解雇しているのであるから、職場復帰は労使双方にとって必ずしも適切な解決ではない」ことを説明し、金銭的解決を提示した。ここでいう金銭的解決とは、クリニックが金銭を支払うことで退職してもらうというものだ。そして給与の1年分近くを支払うことを条件に、退職してもらうことで裁判を終了させた。院長は、「なぜあんな看護師ですら解雇してはダメなのか。裁判所に正義はないのか」と憤っていたが、争っても仕方ない。労働法で守られているとは、そういうことだ。院長にも復職を認めることによる負担を説明したうえで、しぶしぶ納得してもらえた。

しばらくたって、別のクリニックから同じように問題職員を退職させたいという相談を受けた。なんと先ほどの看護師だった。再就職先でも問題を引き起こしたというわけだ。弁護士としての守秘義務があるため、クライアントにはもちろん何も言わなかったが、さすがに驚いた。なんとか同じように金銭的に解決することができた。ただ、これほど短期間に問題を繰り返し引き起こしているとは、「あえて問題を起こして金銭を得ているのではないか」と考えたくもなる。

このように医療分野では、問題職員が転々と業界内を渡り鳥のように立ち回ることがある。

特徴② 問題職員による職場の内部分裂

次の特徴は、**問題職員による職場の内部分裂である。**私が関与してきたクリニックでは、圧倒的に女性スタッフの占める割合が多い。院長のほかはすべて女性というクリニックも少なくないだろう。クリニックの場合には、人員も役割もたいてい固定化している。そのため、ささいなことがきっかけで女性同士の軋轢に発展することが多い。

典型的な原因としては、「我が道を行く」スタイルのスタッフとの関わり方だ。小さな職場だからこそ、人間同士の関係性がとくに重要になってくる。「他のスタッフとうまくやること」は労働契約の内容ではない。だが職場で働くのであれば、同僚に配慮して動くのはいわばあたりまえのことであろう。そこを「法律的な義務はない」と紋切り型で朗々と語られると、院長としてもやるせない気持ちになる。

問題職員は、周囲の人間を自分の味方あるいは敵というように、二元的にとらえる傾向がある。「自分の意向に従う人物」と「従わない人物」というように区別する。

たいていの人は、他人の人間関係のトラブルに巻き込まれたくないので、曖昧かつ適当な返事をして距離を置こうとする。だが問題職員は、そういった曖昧な姿勢を許さず「どっちの立場なのか」と周囲を追い詰めていく。

人は、不本意ながらもいったん協調するような意見を述べると、認知的不協和を避けるために自分が述べた意見に基づいた行動をとるようになる。結果として、クリニックが内部分裂してしまうことになる。いじめに似た構造がここにある。

特徴③ 院長夫人とスタッフの対立

最後の特徴が、**院長夫人とスタッフの対立である。**一見すると院長とスタッフの対立のように見える事案も、実際には院長夫人とスタッフの対立だったというケースは少なくない。

クリニックでは、院長夫人が事務長として経理や人事を担っていることが多い。信頼できる妻を事務方のトップに据え置くというのは、医師として当然の判断である。されど、これがときにトラブルになる。

あるクリニックで、指導も含めてスタッフのヒアリングに立ち会ったことがある。スタッフのひとりが「事務長の性格がきつすぎる。何ひとつ資格もないのに、院長の奥様というだけで偉いのか」と涙ながらに話していたのが印象的だった。

あくまで一方の意見なので鵜呑みにしたわけではないが、スタッフの本音を目にしたような気がした。これを「何を言っているのか」と一蹴するのは簡単ではあるが、こういった心情を直視しないからこそ労働問題が生じてしまうのも事実だ。

逆に妻としての立場もつらいものだ。ある事案で院長夫人と話をすることがあった。その方は、人手が足りないときには積極的に仕事を引き取り、スタッフのためにと尽くしていた。それでもスタッフとのトラブルに巻き込まれてしまった。

「クリニックのためにとスタッフに尽くしてきましたが、さすがに疲れました。スタッフからは、まるで友達のように声をかけられ、フレンドリーなのか馬鹿にされているのかもよくわかりません。夫も面倒なことはすべて丸投げで」と訥々と語った。こちらとしてもかける言葉がなかった。院長夫人というのは、院長が考えるよりも大変な立場であることは理解しておくべきだ。

『リスクゼロ幻想が生み出すクレーマー』

では次に、クリニックにおけるクレーマーの特徴を整理してみよう。

特徴①　医療はリスクゼロだと誤解している

クリニックのクレーマーの特徴としては、まず**医療について、リスクゼロという誤解に立っていることが指摘できる。**クレーマーは、執拗に電話や面談を要求してくる。院長として真摯に対応して質問に回答するものの、いっこうに理解をしてくれない。理解をしてくれないだけでなく、新たな質問や要求が湯水のようにあふれてくる。

終わらない質問に疲弊する院長は少なくない。しかも相手の要求内容もはっきりしない。とにかく「わずかなこと」ですら不満として院長にぶつけてくる。何かを具体的に要求することよりも、クレームを突きつけることが目的化している。

こういった現象の背景には、〝リスクゼロ社会〟という幻想がある。医療分野の発展は著しく、多くの者がその恩恵を受けている。**されど医療の急速な発展は、「医療にはリスクがない」という誤解も広げてしまった。**

あたりまえだが、医療はいかなるときも一定のリスクを内包している。そのため医師の法律上の義務は、「全力を尽くすべし」というものであって、「完治させるべし」という結果を求めるものではない。これが業務の完遂を前提とする請負契約とは異なるところだ。

されど市民は、医師に対して結果を求めてしまいがちだ。社会全体に「リスクは存在しないもの」という認識が蔓延してしまって、医師に対しても同じように考えてしまう。つまり、医師も医療も完璧なものと盲信してしまう。そうして、わずかばかりの不満が「自分は不当に扱われている」という認識につながり、クレーマーとなってしまう。

クリニックの場合には、普通の人がいきなりクレーマーとして「待ち時間が長い」「職員の対応が気に入らない」と執拗に声を荒げる事態になってしまいがちだ。クレーマー対応に関わるたびに、社会におけるリスクの在り方について考えさせられる。

私たちは、「リスクを軽減させよう」と日々努力をしている。弁護士にしても、生活や事業におけるリスクの発現を未然に防止しようと検討し続けている。**ただ同時に「いかなる努力をしてもリスクゼロにはならない」ということを自覚しておかなければならない。**

リスクゼロという世界があれば、それはあまりにも不自然で異常な世界だ。リスクをゼロにするために、事実の歪曲や隠蔽が行われるに違いない。隠されたリスクは、顕在化したときに致命的なトラブルにつながる。リスクは隠蔽されるほどに増幅するからだ。「リスクは抑える。されどゼロにはならない」という認識こそが、社会にとって必要な姿勢である。クレーマーは、リスクゼロ社会の生み出したモンスターにほかならない。

特徴②　患者の被害者意識が強い

次の特徴としては、**患者の被害者意識が挙げられる。**医師の本懐は、苦しむ患者を救うことだ。患者は問題を抱え、弱っている。弱っているからこそ医師をはじめとした周囲の人は、患者を慈しみかつ可能な限りのサポートを実施する。それこそ人間ゆえの美しき姿だ。医療現場で必死になって人々を救う医療従事者の姿には、心打たれ、頭の下がる思いである。

こういった医療が成立するには、医師と患者の信頼と協力が不可欠である。たいていの患者は医師の指示を真摯に聞くものの、なかにはそうでない者もやはり出てくる。そういった者は、「自分は患者であり弱い立場。救われて当然の者である」という意識がどこかにある。

こういった意識は、社会全体が高度にサービス産業化したことから生まれたものだ。サービス産業では、代金を支払うことで一定のサービスを受けることができる。すべてのサービスは、費用対効果という枠組みのなかでのみ評価される。そのため医療についても「診察代を支払っているのだから、自分の納得できるサービスを受けることができて当然。納得できなければ不満を述べる」ということになる。

だが医療は、すべての者に求められるものであって、一般のサービス産業とは性質を異にする。これを理解しない患者は、「弱い立場である自分がしかるべきサービスを受けられていない。負担した費用に見合ったサービスを受けられていない自分は被害者だ」という認識を持つことになる。

そのためクレーマーは、たいてい自分が被害者であるということを前提にクリニックに不満を述べてくる。院長としては、相手が患者であり弱い立場にあるため、強く反論をすることも躊躇される。被害者であることを当然のように主張されるがゆえに、「自分に非があるのではないか」と院長自身も不安になってしまう。

特徴③　第三者が不満を述べてくる

最後の特徴としては、**患者ではない第三者が不満を述べてくることが指摘できる。**

ある高齢者施設で事故が発生した。普段から面倒をみていた長女からは、医師に対してねぎらいの言葉が向けられた。だがこれまで面会にも来たことがない長男が、いきなり医師を批判して金銭を要求するようになった。

このように医療の分野では、本人ではない周囲の者が医師に対して批判や不満を言い立てることが少なくない。法的に考えた場合には、何かを請求できるのは原則として被害を受けた本人である。患者に被害があったのであれば、その患者だけが請求をすることができる。家族や知人というだけで、当然に本人に代わって何かを請求することができるわけではない。

それにもかかわらず、院長は「家族だから」ということで対応してしまい、言われなき批判を一方的に受け止めている。もちろんクリニックに過失があれば、家族からの批判も受け入れるべきであるが、根拠なきものまでただひたすら耐え忍ぶのではこちらのメンタルが維持できない。

ある高齢の患者から事後的に話を聞いたことがある。家族がヒートアップしていた事案であったが、本人としては「医師に対する恨みなどはなかった。ただ、高齢で家族の支えがなければ暮らしていけないため、仕方なく家族のクレームに付き合わざるを得なかった。医師には悪いことをした」ということだ。

それぞれの者に、それぞれの立場がある。クレーマー対応では、「その人が本当に請求できる立場にあるのか」を冷静に見極めておかないと、まったく権限がない者と無益なやりとりを続けることになりかねない。「家族だから」「知人だから」という曖昧な理由だけで対応していたら、人類のあらゆる苦情を院長ひとりが背負うことになりかねない。何事も一線を引くということが必要である。

3 変われるのは自分しかいない

「世間体があなたの首を静かに絞めている」

人の問題に対峙すると、「なぜわかってくれないのか」と嘆く人がいる。理由は簡単だ。他人だからだ。人手不足もあって社員教育の重要性が声高に述べられるものの、教育に過度の期待を寄せるのは考えものだ。たいていの期待は裏切られる。

性格や意識といった個人の内面が一気に変わるのは、まさに人生の転機といったような極端なイベントであり、セミナーや読書で変わることは通常考えられない。**だからこそ、「変われるのは自分しかいない」と腹をくくることが経営者である院長に求められる。**

いくら技術論を把握しても、マインドが同じなら何も変わらない。ここでは、労働問題あるいはクレーマー対応に向けた院長の心の持ち方について整理しておこう。

院長がスタッフやクレーマーといった人の問題で頭を抱えるとき、実際には目の前の人に悩んでいるわけではない。**院長の首を本当に絞めているのは、世間体という見えない空**

気である。これは弁護士として事件を担当するなかで感じることだ。

例えば、「このように進めてはいかがでしょう」とアドバイスしても、「でも世間体があるから」と言って消極的な姿勢を見せられたことが何度もある。こちらとしても、医師という立場を理解し提案している。それでも説得がうまくいかないこともある。やむを得ず、「自分の力量では対応できません」と伝えて辞任したこともある。

守るべきものは、自分のプライドなのかクリニックなのか。守るべきものを見失った方の依頼は、受任するに値しないと割り切っている。そうしなければ、こちらまで終わりなき旅路に付き合わされる羽目になってしまうからだ。

「医師はプライドが高いから」と揶揄する人がいる。学生時代から成績優秀で、資格を取れば先生と呼ばれ慕われる。自分というものにプライドを持っているのはあたりまえだ。むしろ、プライドのない医師の治療など誰も受けたくない。

ただ、プライドがたんなる保身になってしまうとつらい。そのプライドが問題を拡大させ、より大きな被害を呼ぶことになる。世間体というのはカタチがないがゆえに、人をいかようにも惑わす。弁護士が「気にする必要はない」と説明をしても、なかなか納得してもらえない。そもそも弁護士に相談すること自体、「話が大きくなるのでは」と消極的な人すらいる。

人の問題に直面したときの最悪の一手は、解決に向けて中途半端に関わることだ。わずかに手を伸ばして、すぐに引っ込める。中途半端な対応こそ問題をさらに複雑化させてしまう。「やる」と決めたら解決するまで一心不乱に手を打ち続けるべきだ。

『相手にしないのも立派な対処法』

世間体に関していえば、ネットにおける口コミに過敏すぎる院長もいる。少しでもネガティブな記載があると、憤ったりあるいは心折れたりする。「匿名でこのような言いがかりをするのは不当ではないか」と声を荒げる人もいた。

誰しもネガティブな評価を目にするのはつらいものだ。私も根拠なき批判を受けながら現状に至る。「なぜこんな仕事を選択してしまったのか。これが自分がしたかった仕事なのか」と本気で悩んだこともある。

医師の場合には、基本的に知的レベルが高く、他者から批判されるということを経験したことが少ない。だからこそ「ちょっとしたひと言」で心が揺れてしまう。だが完璧な評価など求める必要はそもそもない。「自分のことを理解してくれる人と付き合えばいい」という割り切りこそが、人の問題で疲弊しないために重要な心がけだ。

ネットにおける評価に対しても、無視をするのが何よりだ。**クレーマーに対しては、相手にしないというのも立派な対処法のひとつ。**相手にするからこそ口論になって、さらにクレーマーが過激化する。

そもそもクレーマーが記載している口コミなど、読むに値しないものだ。一方的な見解を挙げてクリニックを激しい言葉で罵る。そういった表現を良識ある第三者が目にしたときに、本気で鵜呑みにするとは考えられない。むしろ、「院長もめんどくさい人にからまれて大変だな」と同情するであろう。

過激な意見は目立つが、信用されない。むしろ過激な意見に対して必死に反論していると、「院長も同じ穴のムジナか」という印象を周囲に与えてしまいかねない。

判断に揺れる院長に対しては、「院長が気になさっているものを、とりあえず書き出してください」と伝えるときがある。不安というのは、浮かんでは消えていくもの。不安のなかにいるときには、自分がおびえている理由すら見失ってしまう。

だからこそ不安に名称を与え、書き出すことに意味がある。そうすると自分の内面を客観的に見ることができるからだ。書き出してみると、自分で考えているよりも、取るに足らぬことで不安を覚えていることがわかる。

医師の場合には、知性的であるがゆえに、いまだ現実化していないことまで**推測して不安の範囲を広げてしまっている。不安の膨張機能といったようなものだ。解決するべきことは現実化した問題。まだ発生していないことまで推測し、不安がる必要はない。**目の前の問題にフォーカスするためにも、考えるのではなく「書き出す」というプロセスを大事にしてほしい。

医師は世間体を意識しすぎて、自分で自分の首を絞めている。自分の手を緩めるためには、鏡に映った自分をまず直視しなければならない。そのための作業だと理解していただきたい。不安は自分の中にある。

『経営に〝正しい〟決定などない』

いつの時代でもクイズ番組には一定のニーズがある。問題が出され、回答がなされ、その正誤が判定される。クイズに強い人は、賢い人だと賞賛される。だがクイズに強いからといって、経営が上手とは限らない。**つまり頭の良さと経営の手腕には相関性がない。**

私より法律や判例に詳しい弁護士など星の数ほどいる。いろんな弁護士に会うたびに「この人は賢いな」と感じ、なんともバツの悪い思いをするものだ。それでもありがたいことに「この事案を担当してほしい」と院長から相談を寄せていただける。これは正しさよりも、問題を解決することにこだわっているからであろう。

クリニックを含め、あらゆる経営は〝決定の繰り返し〟である。**院長による決定の集積がクリニックの在り方を決めていく。**こういった事業における判断は、学校のテストのように明快な正解があるわけではない。正解がないなかで決めるからこそ決定と呼ばれる。

正解がないゆえに、間違っていても誰からも指摘はされない。ただし決定してうまくいかなければ、責任を求められることになる。**経営とは厳しいものだ。**

経営において〝正しい〟決定はない。あるのは決定を〝する・しない〟だけである。経営における決定は、何より時間をかけずに決めることが肝要だ。素早く決めれば間違いも修正しやすい。時間をかけたあげくに間違っていたら、修正するだけの余裕もない。

決定さえすれば、環境は自ずと変わってくる。何も決定せずに時間だけ無駄に経過することだけは避けなければならない。問題は時間をかけるほどに複雑になってくる。

医師の決定が遅れる要因のなかには、決定までの情報収集に時間をかけ過ぎてしまうこともある。この時代では、ネットを利用すれば誰でも大量の情報に触れることができる。

弁護士にしても、さまざまな情報があふれている。情報は増えすぎると、かえって判断を阻害する要因になる。いつの間にか情報を集めることが目的となってしまって、決定することを見失っている人もいる。情報を集めすぎて決定できないのは、診断名を付けるために本を読みあさり、何もしないまま患者を死なせるようなものだ。

だからこそ「情報を集める範囲」を事前に自分で決めておかなければならない。**決定においては、情報を集めることよりも、情報を捨てることこそ重要である。**

『面倒な問題だからこそ直視する』

弁護士としてもっともやりにくいクライアントは、こういった経営に関する決定ができない方だ。弁護士は、あくまで代理人であって本人ではない。すべてはクライアントである院長の決定のもと、代理人として対応していくことになる。

本人の意向を無視して「これが正しい」と言って、何かできるものではない。もちろん判断のための情報提供はいくらでもするが、最終的な決定は院長が自分でしなければならない。そこを誤解して弁護士に丸投げすると、たいていうまくいかない。

「弁護士に依頼すれば、あとは弁護士がすべてうまくやってくれる」と誤解をしている医師は少なくないが、弁護士といえども「できること」と「できないこと」がある。しかも私の場合には、仮にできることであってもあえてしないこともある。

あるクリニックに、問題職員のことで呼ばれたことがある。院長は二代目で、40代後半。人の問題に足を引っ張られるのは、初めてのことであった。

内容は、「問題行為が多すぎるので、ある職員を退職させたい」というものだ。面談に行くと、院長よりも事務長である奥様が堰を切ったように話をしてきた。よほど腹に据えかねるものがあったのだろう。そばにいた院長は、妻の話に「うん」「そうだね」と素っ気ない返事をするだけ。

ひととおりの話が終わったところで、「それで、先生に彼女に退職するように説得してもらいたい」と話を振られた。だが私は、「申し訳ないのですが、それはできません。御自分でなさってください」と直ちに回答した。予想に反した対応に院長は驚き、横にいた奥様は明らかに憮然とした表情を見せた。

ここで、なぜ断ったのかについて考えてみてほしい。しがない個人事業主としての弁護士という立場からすれば、受任して報酬をいただきたいところだ。これまでの問題行為からすれば、退職を勧めること自体はとくに難しいものではない。喉から手が出るようなものではあったが痩せ我慢をしてみた。

仮に私が退職を勧め、うまくいったとする。喫緊の問題は解決したかもしれないが、周囲のスタッフの目にはどのように映るであろう。「院長はスタッフとの問題を弁護士に丸投げした。いつも自分が汚れるようなことはしない」という印象を与えかねない。

しかも妻が話すばかりという状況からすれば、事務のことは妻に丸投げだったのであろう。これでは若い院長に対する信頼につながらない。**人の問題は、面倒なものだ。されど面倒な問題だからこそ、直視して対応することが組織の長としての信用にもつながっていく。**

先の事例については、トラブルになった場合には私が対応すると説得したうえで、院長に話をしてもらった。シナリオどおりには行かず、最終的には私が代理人として対応したが、まずは院長に対応してもらったことには大きな意味がある。

最初から私が出ていたら、他のスタッフは「弁護士」の存在しか意識しないだろう。最初に院長が対応したからこそ、「院長は本気だ」という緊張感をクリニックに無言で伝えることができた。優しいだけでは組織の長にはなれない。組織の長には適度な緊張を与える厳しさが求められる。

【労働事件では院長が圧倒的に不利】

医師に限ったことではないが、争いについて白黒はっきりさせることを好む人がいる。「これはおかしい。裁判で相手の不正を暴いてやる」と息巻いて相談に来る院長も、たまにいる。弁護士の仕事＝裁判における代理人というイメージがあまりにも強すぎるのだろう。

しかしながら、クリニックのトラブルを公開の法廷で決着させることが、経営という観点から適切とは限らない。むしろ害悪にすらつながることもある。とくに労働事件の場合には、法廷に持ち込まれたら労働法で労働者が保護されるために、圧倒的に院長が不利だ。いくら院長が問題行為を指摘しても、具体的な証拠がなければ実質的に敗訴する。

あるクリニックで、採用した直後からわがまま放題で、問題行為を繰り返す看護師がいた。院長をはじめとした周囲の者が指示しても、「自分のやり方がある」と不満を述べるのみならず、勝手に自分の判断で動いてしまっていた。他の古参スタッフからは、「こんな職場ではやっていけない。退職したい」という申し出すらなされた。

事態を重く見た院長は、看護師に退職を促すも本人は意に介さず、むしろ「このクリニックの体制に問題がある」と平然と院長を侮辱した。さすがに業を煮やした院長は、問題行為を理由に解雇した。

数日後に弁護士名で、不当解雇であるため職場復帰を求める旨の通知がやってきた。もちろん院長はこれを拒否した。

するとしばらくして、看護師から裁判所に労働審判の申し立てがなされた。労働審判とは、労働事件に対して迅速に問題解決を図る裁判とイメージしてもらえればいい。労働審判のなかでは、院長の熱弁むなしく「解雇は認められない」ということであった。いくら業務指導をしてきたといっても、口頭指導だけでは確証がないというのが判断理由のひとつだった。

職員への指導は、口頭だけで終わってしまう場合が多い。そのため裁判になると、「指導してきた」という実績を提示できずに、不利な判断をされてしまいがちだ。結果として、クリニック側が約1年分の賃金相当額を支払うことで退職することを妥結した。

重要なことなので再度強調しておこう。**労働事件は、裁判になったらクリニックが圧倒的に不利だ。**

医師は基本的に正義感が強い。正義感が強いゆえに、裁判になれば真実が明らかになり問題が解決される、という淡い期待を抱いてしまいがちだ。実際にはそんなことはない。**法廷では証拠から推認される事実しか認定されないため、必ずしも真実が明らかになるとは限らない。**

裁判になれば、解決までに1年以上かかるケースも少なくない。最初は闘争心に掻き立てられて高揚していても、しだいに「いつになったら終わるのか」という徒労感に襲われてモチベーションも下がってしまいがちだ。むしろ、日ごろのクリニックの業務をこなしながら、いつまでも続く裁判に付き合わされることに嫌気がさしてくる。

裁判にともなう費用もかかる。そのうえ、訴訟であれば一般に公開されるため、クリニック内のトラブルが広く知られることになりかねない。何より自分の正義感が裁判で否定されることになり、自尊心が傷つけられてしまう。

裁判は不思議なもので、依頼者が「勝てる」と自信満々なときほど足元がすくわれる結果になるものだ。正義感は、倫理的に正しいものだ。ただ同時に、偏った正義感は、人を盲目にさせてしまう危険なものであることも理解しておくべきだ。**自分の正義と相手の正義は違う。だからこそ、自分の正義を語るときには自制的でなければならない。**思うがまま語ることは、火に油を注ぐことでしかない。

『守るために手放すことから始める』

このような裁判のリスクを考慮すれば、やはり裁判に先立つ交渉の段階で問題を解決することにこだわるべきだ。交渉であれば、何より迅速かつ円満に解決することができる。とくに「円満に」というところがクリニック経営ではポイントだ。

人間同士のトラブルが生じたときに、本心から納得して事後的に和解ということはおそらくできないし、期待すべきものでもない。人は、一度嫌な思いを他人から受けると、これまでの恩義を忘れて「嫌な人」というレッテルを貼ってしまうものだ。

ゆえに労働問題やクレーマー対応においては、たとえ合意したとしても、本当の意味で円満に解決したとは言えないだろう。しぶしぶ手を握るというイメージだ。

だが、それで何が問題であろうか。**相手の顔をつぶさず、かたちだけでも円満に解決できたら立派な解決方法である。**

私は弁護士としての自分の役割を「裁判に勝つこと」ではなく、「紛争を解決させること」と位置付けている。玉虫色の解決をするときもある。それでも迅速に交渉で解決して、院長がクリニックの診察に集中することこそ何より大事だと考えている。その余は蛇足だ。

交渉で事案を解決させるときのポイントは、院長として何を守り、何を手放すかを明確にすることだ。交渉というのは、相互の譲歩によって成立するものである。院長が「退職してほしい。カネは支払いたくはない」といったスタンスでは、交渉など成立するはずがない。

だからこそクリニックの経営のために手放すものについて、覚悟を決めて交渉に臨む必要がある。一般的には、経済的な負担ということになるであろう。こちらの都合で退職してもらう際に「通常の退職金だけで」というのでは、相手としても承服することができない。

こういった交渉における譲歩は、まず院長サイドから提案することが話として進めやすい。こちらが譲歩するからこそ相手も譲歩しやすくなる。「相手が譲歩しないのに、なぜこちらから譲歩しないといけないのか」と意地になる院長も目にするが、これは子どもの喧嘩ではない。

ある医師向けのセミナーで、参加者の方から「なんでも交渉で終わらせる弱腰の弁護士だと困る」と批判を受けたことがある。批判としては、ごもっともかもしれない。ただ、院長はクリニックを維持していく責任を背負っており、ひとつの問題にいつまでも携わるべきではない。〝柔よく剛を制す〟という言葉がある。しなやかに問題を終わらせることこそ本当の強さであるはずだ。

第2章

院長が労働問題に直面したら

～クリニックの労働問題に秩序を宿す～

1 労働問題が引き起こす三大悲劇

「悲劇その1 ＊ ひとりのスタッフによって凍りつく職場」

いわゆる問題職員にもさまざまなタイプがあるが、クリニックから寄せられる相談で圧倒的に多いものが、協調性の欠如したスタッフへの対応である。

小さな職場であるからこそ、スタッフ同士和気あいあいとしてがんばってほしいのに協調できない。他の同僚の指示には反発して、むしろ威圧的に自分の意見を周囲にまき散らす。気に入らないときには同僚に対して無視までもする。感情の起伏が激しく、人によって態度が違う。これまで寄せられた意見を書きだすと、終わりがなくなってしまいそうだ。

このような協調性のない者がまぎれてしまう理由のひとつは、中途採用者の占める割合が多いことが挙げられる。クリニックでは、人手不足もあって即戦力となる経験者を中途採用することが多い。だが経験者というのは、実際のところいいことばかりではない。

中途採用者は、前の職場と比較して現在の職場を評価し、不満点を述べてしまいがちだ。

そして新しい職場のスタイルに合わせるのを煩わしく感じ、自分の慣れたスタイルに固執する。「前の職場ではこうだった。こちらのほうがいい」と言われると、周囲もクリニックを思っての発言と前向きにとらえて、なかなか否定することができない。実際には自分の負担を軽くするために、声を上げているだけでしかないものだ。

問題職員は、意見を否定せず鵜呑みにしていると、いつの間にか職場で自分中心の世界を築きあげようとする。こういった問題職員の行動は、院長の目の届かないところでなされることが多い。むしろ院長からは、積極的に意見を述べる優秀な人のようにすら感じるときもある。だから他の職員から「助けてください。限界です」と相談を受けると、院長としても「まさか」ということになってしまう。

穏やかなクリニックの職場が、たったひとりの問題職員によって、またたく間に凍りついてしまうことなど珍しくない。「自分が問題職員からのターゲットにされたら困る」という不安から、職場全体に腫れ物に触らぬようにという緊張感が広がっていくことになる。いったん恐怖政治が敷かれてしまうと、事後的に払しょくするのは不可能に近い。根付いた恐怖心は永遠に残るものだ。

【協調性のないスタッフへの指導ポイント】

こういうときに、見かねた院長らが「もう少しほかのスタッフとうまくやってほしい」と本人に伝えて職場がよくなった、という事案を目にしたことはない。協調性がないスタッフには、自分に問題があるという認識がない。むしろ周囲のスタッフが問題であって、言われなき批判を受けた自分は被害者だと述べてくることもよくある。ある院長は、問題点をやんわり指摘したところ、「院長からいじめを受けている」と反発を受けたという。

協調性がなく職場の雰囲気を壊すスタッフに対しては、たじろぐことなく明確な指導をすることが必要である。優しい院長ほどスタッフに配慮して曖昧な指導をしてしまう。それでは相手の反省につながらない。指導をすること自体がパワハラになることはない。むしろ見て見ぬふりをすることが、他のスタッフの院長への信頼を揺らがせ、組織の瓦解につながる。

ただし、指導が必要といっても、ただすればいいというものではない。指導の仕方というものがある。「協調性を持ってほしい」「うまくやってほしい」というのはあまりにも抽象的であって、なんら指導になっていない。これでは「体調が悪い」という患者の声だけで診断名を求められるようなものだ。**指導のポイントは、①直ちに、②具体的に、③カタチに残して実施することである。**

ポイント①　直ちに指導する

まず「協調性がない」と感じられた行動を目にしたときには、できるだけ速やかに指導を行う。「もう少し様子を見よう」というのは、相手のことを思ってのことではなく、言い出しづらいがために自分を納得させようとする言い訳でしかない。**鉄は熱いうちに打てというように、「その場で」指摘するのがもっとも効果的だ。**

ポイント②　行動を具体的に指導する

その際には、具体的な行動について指摘するように心がける。「○月○日に同僚のＡさんからの○○という指示に応じなかったこと」というように、行動を具体的に指摘する。**いかなる印象も、具体的な行動があるからこそ受ける。行動の指摘がなされないまま印象だけ指摘しても、具体的な指導にはならない。**必要なのは行動の指摘だ。

指摘した行動が「就業規則の何条に反するものであるか」についても付言できれば、なおさらいい。就業規則は、いざトラブルになったときにクリニックとして反論するための唯一の根拠だ。だからこそ常にブラッシュアップして、内容を一読しておくことを勧める。「開業時に作ったものの更新していない」というクリニックは、労務トラブルに巻き込まれたときにつらい判断を強いられかねない。

ポイント③ カタチに残して指導する

こういった指導は、書面などカタチとして残る形式で実施したほうがいい。口頭での注意は手軽であるものの、感情的なやりとりになりかねない。勢いあまって「パワハラだ」と批判されたら本望ではないだろう。

またカタチで残すのは、将来の裁判を見越したうえでの対応でもある。裁判においては業務指導の有無が争点となる場合がある。院長としては、「これまでなんども口頭で注意してきた」と主張するものの、口頭だけでは事後的に指導の有無及び内容を確認する手立てがない。結局のところ「言った」「言わない」の論争になって、院長側に不利な判断がなされてしまう。

指導書を作成するのは、多忙な日々の業務のなかで手間がかかる。「口で言えば手軽な

図表１ 業務指導書の例

令和○年○月○日

○○○○　殿

医療法人社団　○○

理事長　○○○○

業務指導書

当法人としては、貴殿の下記の行為について確認しております。当該行為は、就業規則○条○号（服務規律の規定）に違反するものと判断しております。

このままではクリニック内における円滑なコミュニケーションが実現しないなど業務上の問題になりかねませんので、本書面にて注意のうえ改善を求めます。

当法人としては、貴殿にて改善の方向性が認められない場合には、就業規則に基づきさらなる対応をすることになるため、あらかじめお伝えします。

記

1.　貴殿が令和○年○月○日に同僚である○○から経理処理の方法について説明を求められた際に、具体的な説明をしないまま放置したこと
2.　貴殿が令和○年○月○日に同僚である○○から○○に関する業務支援の依頼を受けた際に、具体的な理由がないにもかかわらず拒否したこと

以上

のに」という気持ちになるのもわかるが、人を育てるには手間暇を要するということだ。指導したことが事後的に明らかになればいいので、書面の代わりにメールやＳＮＳなどでもいい。ただし、履歴は消えないよう保存しておこう。

なお、指導書を交付しても、なかには受け取りを拒否する者もいる。こういうときには、受け取りを拒否された日時をメモしておく。そのうえで、指導内容を配達証明付内容証明郵便で送付することもある。内容証明郵便は、郵便局が送付した書類の内容まで証明してくれるものだ。事後的に指導内容が争われたときに強い証拠になる。

悲劇その２＊院長夫妻が共倒れになる

問題職員に頭を抱えるのは、院長だけとは限らない。相談の連絡は院長からあるものの、実際に困っているのは事務を束ねている院長の妻ということが多いものだ。そのため、いざ院長に実情を聞いても即答できない。「詳しいことは事務長の妻に聞いてください」と電話を代わられることもしばしばだ。

それゆえ相談においては、できるだけ院長のみならず、現場を詳細に把握している院長の妻にも同席してもらっている。**院長よりも妻が、クリニックにおける労働問題を防波堤のようにひとりで支えていることは珍しいことではない。**こういった支えがあるからこそ院長はクリニックを維持することができる。

妻として、母として、あるいは事務長として、家族とクリニックを支えるのは本当に大変なことだ。ある意味では医師よりも大変な立場かもしれない。しかも、どれだけがんばっても評価されるのは、クリニックの長である院長。まさにクリニックにおけるアンサング・ヒーローといえるだろう。

クリニックにおける〝院長の妻〟のポジションをもう少し見ていこう。

二重の負担を強いられる院長の妻

一般的には、医師は勤務医を経たうえで独立開業ということになる。理想とする医療と現実的な資金のはざまで揺れながらローンを組んで、いざ開業。心躍る瞬間ではあるが、本当の経営はここから始まる。

医師は、目の前の患者に対して適切な治療を提供するために日夜働く。**そのため人事を**

はじめとしたバックオフィスの業務は、妻に丸投げすることになってしまいがちだ。人のトラブルについても、妻からの相談を受けて初めて気がつくことも多い。

妻は、クリニックの経営を安定させるため、スタッフの機嫌を損ねないようにいろいろ配慮する。退職されてはクリニックの維持自体が難しくなるからだ。ただ、配慮がときに誤解を招くこともまた事実だ。まるで友達同士のような関係になってしまうことがある。

ある院長夫人は、「スタッフから当然のように、明日の仕事を代わってほしいとSNSで連絡が来るのです。まるで友達のように」と話していた。

スタッフからすれば、医師という資格は圧倒的な意味を持っている。そのため、医師に対して直接的に反抗的な態度をとるケースはあまり目にしない。

これに対して、院長夫人については、あくまで〝自分と同じく〟院長を支える人という認識がある。「院長の妻というだけで特別な資格があるわけではない。それなのに、事務のトップとしてまるで院長のように指示をする」という不満をどこかで持っているものだ。

事務長とトラブルになったある職員が、「院長の妻というだけで、上から目線でものを言われる」と不満を述べていた。妻からしたら納得のいかない批判だろうが、人間心理は合理性だけで解釈できるものではない。**事務長とスタッフのトラブルは、こういった院長**

の妻への妬み嫉みが原因と考えざるを得ないケースが少なくない。

職員とのトラブルに関して、院長の妻は二重の意味で負担を強いられる。職員への対応のみならず、夫である院長への対応についても気を遣わなければならない。

とかく院長は、妻から相談を受けても「うまく対応しておいて」といったような曖昧な指示しか出せない。院長としても、解決に向けた具体的な指針を持っていないからだ。妻としては、対応できないから相談しているわけである。

「あなたはいつも面倒なことを人任せにする」と声を荒げたいところを、家族やクリニックのために耐えるものの、ときに爆発することがある。こうやって労働問題がいつの間にか、夫婦間の問題にまでなってしまう。

やりきれない妻は、ときに真剣に離婚まで考えることがある。されど離婚をすれば、経済的に苦しくなり、現在の生活レベルを維持することができないかもしれない。何より子どもの進学費用にも苦労するかもしれない。そういった不安から離婚の選択ができずに、ひたすら耐えているケースもある。

『解決へのアプローチは院長自身で』

これまでの経験からして、妻と職員がトラブルになってしまったときに、当事者同士でうまく解決できたということはない。仮にできたという場合でも、妻が一歩引き下がってとりあえず場を収めただけで、抜本的な問題の解決になっていない。こういうときには、院長自身が問題解決に向けて積極的にアプローチしなければならない。

問題のある職員と協議をする場合も、院長自身が対応するべきだ。「これは労務という組織の課題であって、個人間の感情的軋轢の問題ではない」ということを明確にするためだ。

職員と話をする際には、妻からの説明を鵜呑みにするのもよくない。妻からの情報は、妻のバイアスを通じて報告された事実である。院長自身が職員から話を聞くという機会は確保しておくべきだ。

最終的な判断は院長がくだすことになるが、個人的な経験としては、職員が退職するかたちで終了することが多い。一度院長の妻と軋轢が生じ、かつ院長がこれについて指摘したような状況で、将来にわたり落ち着いて仕事をするということはなかなか難しい。**その**

職場で働き続けることが、本当に労使双方にとっていいことなのかは現実的にとらえなければならない。

退職をうながす場合には、クリニック側にも落ち度があるのが通常であるから、相当の経済的補償もするべきだ。通常の退職金に、3か月から6か月の賃金相当額を加算したうえで退職を打診することもある。「これだけ支払えば退職してもらえる」という絶対的な金額はない。相手が納得する金額が、退職してもらうための相当な金額ということになる。

なお場合によっては、やはり退職しないということもあるだろう。こういう場合には、一時的であっても妻がクリニックで働くことを中止させるべきだ。このまま働き続けると、妻のメンタルがもたなくなる。院長夫妻の〝共倒れ〟という悲惨な状況だけは回避しなければならない。

悲劇その3 ＊ クリニック内の派閥抗争が勃発

ひとは、3人いると派閥ができてしまう。

クリニックにおいても、問題職員をきっかけに派閥抗争が生じてしまう。院長からすれば、「小さなクリニックで何をやっているのか」とあきれるかもしれないが、当事者にとっては決してささいなことではない。一歩間違えれば、「この職場には耐えられない」ということになる。

クリニックにおける問題職員は、「ここがおかしい。前の職場は違った」などと声高に唱え、他のスタッフを扇動する。こういうスタッフは、「なぜそんなことを言うのか」と尋ねても、「職場をよりよいものにしたいから」と平然と口にすることが多い。

職場環境を改善するための意見は、院長としても真摯に傾聴するべきである。ただし意見を述べるにしても、述べ方というものがある。あえて扇情的に行うべきものでもない。問題職員の本音は、自分の要求を押し通すために賛同者を増やしたいだけだ。

そのため問題職員は、周囲のスタッフが自分の賛同者であるかどうかを見定めようと、普段の業務のなかで画策する。

あるクリニックでは、ベテランのスタッフが問題職員の行動についてたしなめた。あまりにも軽率な行動をとっていたために「そういう行動は慎みなさい」と明確に伝えたわけだ。その発言に憤った問題職員は、そのベテランスタッフは院長と男女の関係ではないか、とあらぬ噂を口にするようになったそうだ。だから他のスタッフよりも優遇されている、と。

まったく根拠のない話ではある。だが噂とは、根拠がないゆえに拡散力を持ってしまうことがある。噂を耳にした他のスタッフとしては、「まさかそんなことはない」とは思っただろう。されど同時に、「もしかして」という一抹の疑念を抱いたかもしれない。**人の信用を崩すには、疑念で十分である。疑念はしだいに広がり、クリニックの分断を生み出す。**この事案は早期に発覚したので、問題職員に退職してもらうことで解決した。仮に気がつくのが遅くなっていたら、被害は拡大していたかもしれない。

【派閥抗争の果てに一斉退職!?】

クリニックにおける派閥争いは、親院長派と反院長派という構造になることが多い。とくに、院長との関係性が深い古参スタッフと、そうではない新参スタッフとの軋轢が基礎にあって、スタッフ間の対立構造になってしまいがちだ。

親院長派からすれば、「問題職員がクリニックにやってきて、職場を無茶苦茶にした」ということになる。これに対して反院長派からすれば、「旧態依然とした息苦しい職場だ。なぜ変わらない」ということになる。**いったん対立構造が生まれてしまうと、事後的に修**

復するのは相当難しい。

ある内科では、同じ日に半数を超えるスタッフが辞表を出してきた。文面には院長によるパワハラなどいろいろ記載してあったが、中心になるのはベテランスタッフの処遇に対する不満だったようだ。そのベテランスタッフを退職させ、院長が正式に謝罪しない限りは一斉に退職するという要求だった。

日本では、２週間前に社員から退職の通知をすれば、基本的にいつでも退職できる。あえて引き継ぎなどをする義務もない。そのため社員としては、退職しようと思えばいつでも退職できる。

クリニックとしては、一斉にスタッフが退職したとなれば、事業が立ち行かなくなる可能性がある。患者からしても、怪訝に感じられるだろう。あわてた院長は、人づてに私の事務所のことを聞いて相談に来た。

院長としては、ベテランを退職させるわけにもいかず、さりとて一斉退職も阻止しなければならない。板挟みの状況だった。頭のなかは「どうやって謝罪すれば納得してもらえるか」ということでいっぱいだったようだ。

【経営は優しさだけでは成り立たない】

前提として、院長の行動にはパワハラと評価されるような行為はなかった。同様にベテランスタッフについても、言葉としてきついところはあったかもしれないが、違法というような点もなかった。そこで、「このまま退職してもらったらどうですか」とアドバイスをした。院長夫妻は驚いて、「でもクリニックが」と言ったきり言葉を失っていた。

冷静に考えてほしい。ここで根拠もなく謝罪してしまったら、スタッフの要求をすべて受け入れざるを得ない。そうなると、ベテランスタッフには退職してもらうほかないだろう。おそらく本人は覚悟を決めていたので、院長に言われたら「お世話になりました」と言って去っていくだろう。

だが、それを見た他の院長を信用していたスタッフは、どう感じるだろう。また要求を押し通すことに成功したスタッフらは、「院長を屈服させることができた」と間違った自信を手に入れて、さらに要求を強めてくるかもしれない。それではいったい誰のクリニックといえるのだろうか。少なくとも私なら患者として通わない。

その説明を聞いた院長は、「おっしゃるとおりです」と腹をくくった。不足した人員は、費用がかかっても一時的に外部からの応援で対応することにした。

むしろ驚いたのは、退職に応じると回答されたスタッフだ。一部のスタッフからは、他のスタッフから言われてやむなく名を連ねただけで、本気で退職する意思はなかったと謝罪もあった。このように、不本意ながら協力している人は少なからずいるものだ。首謀者と目された人物らは、そのまま退職の撤回も言い出せず去って行った。

正直なところ、院長たちもしばらくは大変だったようだ。人手は不足するうえに、人件費もかかってしまった。それでも時間とともに落ち着いて、現在では隆々たる繁栄を見せている。たまに院長夫妻に会うと、いまだに「あのときのアドバイスは効いたよ」と話される。

経営は、優しさだけでは成り立たない。厳しいときに冷徹な判断をしてこそ、経営の荒波を超えることができる。判断を鈍らすのは、「自分は傷つきたくない」という甘えにほかならない。傷つく覚悟ができたときに人は経営者になる。

2 解雇を口にしてはならない

『退職なのか、解雇なのか』

クリニックにおいて労務トラブルが発生したときに、双方納得のうえ、何事もなかったかのように仕事ができれば理想的だ。だが実際にはなかなかそうもいかない。なんとなくわだかまりを残したまま、仕事を続けることになってしまうものだ。

ぎくしゃくした関係のまま仕事を続けるのは、労使双方にとってよいことではないであろう。**そのため、労働契約を解消するというのも現実的な解決策として考えるべきだ。**

労働契約の解消は、退職と解雇に大別される。退職と解雇の相違は、労働者であるスタッフの意向の有無にあると考えるとわかりやすい。退職は、スタッフが労働契約を解消することについて納得している場合だ。これに対して解雇は、スタッフの意向に関係なくクリニックの都合で労働契約を解消する場合である。

退職は、さらに自己都合退職と会社都合退職に区別される。両者の相違は、退職を切り出す者にある。自己都合退職は、スタッフが自発的に退職を申し出る場合である。会社都合退職は、クリニックが退職を勧め、スタッフがこれに応じる場合である。

院長としては、「できればスタッフから自発的に退職してくれないか」と期待するものの、なかなか言い出せない。妻から突き上げられて、しぶしぶ退職を勧めることになる。

スタッフに退職を勧めること自体が違法になることは通常ない。ただし、退職の勧めに応じてくれるかはスタッフ次第だ。「退職しません」と断られたうえに執拗に退職を求めると、違法との評価を受けることがある。一度退職を勧めて断られたら、いったん弁護士に相談するべきだ。

最悪な選択は、勢い余って解雇と口にしてしま

図表2 契約解消の類型

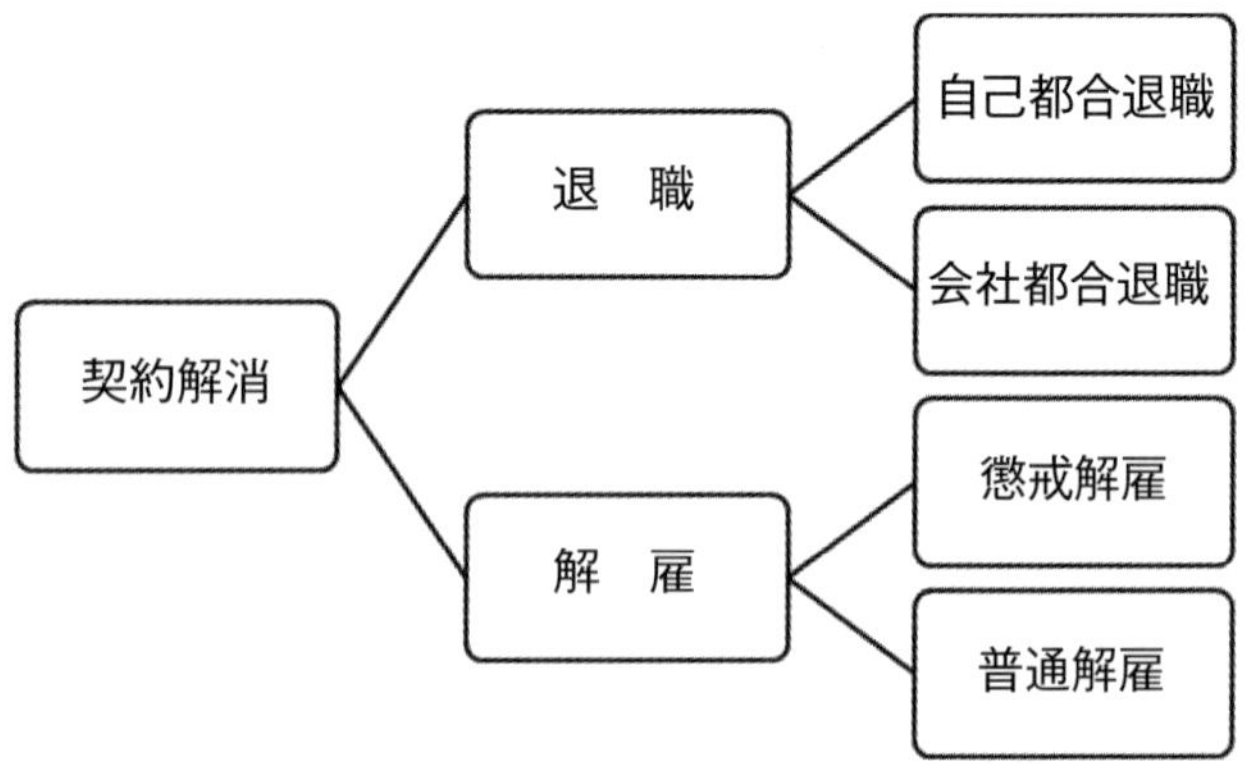

うことだ。いまだに「1か月分の賃金を支払えば解雇できるのでしょ」と間違った認識を持つ院長に出くわすことがあるから驚きだ。そんなことが許容されたら経営者が労働問題で悩むことはない。

日本では、労働者保護のために解雇できる場面が著しく制限されている。いわゆる解雇予告手当も、厳格な解雇の要件を具備したうえでの話である。**極端な話ではあるが、「解雇はできない」と覚悟したほうが間違いないかもしれない。**だからこそ、「退職に応じないなら解雇すればいい」などとは絶対に考えるべきではない。

『不当解雇の訴えは突然やってくる』

仮に解雇をすれば、違法な解雇で無効だということで争われるのがオチだ。具体的には、職場復帰を求めた裁判がなされることが多い。あるいはスタッフが労働組合に加入して、団体交渉という形式で復職を求めてくるときもある。

ときに「クリニックには労働組合なんてないから大丈夫」と誤解している院長がいるが、根本的に間違っている。こういった場合にスタッフが加入するのは、合同労組（ユニオン）

と呼ばれる労働組合である。**ユニオンは、どこのクリニックのスタッフでもひとりで加入できる。**

このようにして不当解雇であるとして争われると、解決までに相当の時間と費用を要することになりかねない。時間と費用をかけたあげくに、クリニックへの復職を認めるという結果になる可能性もある。だからこそ解雇については絶対に口にするべきではない。やむを得ず解雇をする場合には、必ず事前に弁護士に相談してからとりかかるべきだ。

もっとも実際の事件では、院長が正式に「解雇する」と通知したうえで争いになったというケースはあまり経験したことがない。院長としても解雇を申し述べるときには、やはり事前に弁護士や社会保険労務士の意見を聞いていることが多い。そこでは「解雇は避けるべき」とアドバイスされるために、解雇を思いとどまることが多い。**事件として多いのは、感情的な発言の一部をとらえられ、「不当に解雇した」として争われるケースだ。**

ある事案では、院長がスタッフの問題点を指摘したところ、スタッフから反発を受けた。何度注意してもまったく反省しない姿勢に腹が立ったのであろう。院長はなんとか冷静さを保ちつつ、「これまであなたを守るために尽くしてきた。でも、このクリニックで守り続けることは難しい」と語った。院長としては、退職を勧めたつもりだった。

言われたスタッフは、「わかりました」と言って、荷物をまとめて退社。院長としては、なんとも後味の悪いものではあったものの、「なんとか退職してもらえた」と安心していたようだ。

すると数日後に、「不当解雇である」とした内容証明郵便が弁護士から届いた。「話が違う。解雇ではない」と言っても後の祭りだ。裁判を起こされ、退職してもらうために相当の解決金を支払うことになった。退職を勧める場合には、解雇ととらえられないように明確に書面で通知するなどの工夫をするべきである。

【リスク低減のために専門家がいる】

労働者のなかには、退職には応じると言いつつも「失業保険などで有利だから、かたちだけ解雇という取り扱いにしてほしい」と言ってくる人もいるが、応じてはいけない。形式的であっても解雇という取り扱いをしていれば、不当解雇として争われてしまいかねない。いくら「実際には退職で話がついていた」と主張しても意味がない。

失業保険については、院長から退職を提案して応じてもらった場合でも、解雇の場合と同じように早く支給される。失業保険のことで何か言われたら、判断をする前に社会保険労務士に意見を聞いたほうがいい。

また退職勧奨や解雇は、ときにクリニックで受け取っている助成金などに影響することがある。**助成金などを利用している場合には、必ず退職を勧めたり解雇を実施する前に、社会保険労務士に「助成金などに影響しないか」を確認していただきたい。**助成金をもらっているために解雇を思いとどまるというケースは意外とあるものだ。

不当解雇として争われれば、クリニックにとっても相当な経済的負担になる。例えば事件として受任する場合には、「退職してもらうためには、少なくとも1年分くらいの賃金相当額がかかるでしょう」と説明することが多い。事前におおよその相場観を伝えておかなければ、「聞いていない」など事後的にトラブルになってしまうからだ。

いずれにしても、解雇はしない。やむを得ず解雇する場合には、事前に弁護士に相談する。この姿勢を徹底していただきたい。

【解雇をした院長の末路】

解雇はしてはならない。だが実際に解雇した場合に、どのように事件として展開していくかを把握しておくことには、予防のためにも意味がある。解雇の争われ方にはさまざまな方法があるが、ここでは裁判手続を利用したものを想定して話を進める。

段階①　解雇の種類を確認する

そもそも解雇には、懲戒解雇と普通解雇というものがある。同じくクリニックの都合で一方的に労働契約を解消するものであるが、性質が少し異なる。

懲戒解雇は、横領など具体的な問題行為を前提に、懲罰として行使されるものだ。これに対して普通解雇は、懲罰ではなく人事として行使されるものだ。両者は有効とされる条件も異なるため、峻別して対応しなければならない。

だが実際には、懲戒解雇と普通解雇の相違を認識しないまま、安易に解雇しているケースがあまりにも多い。そのため、いざ裁判所から院長に対して「これは懲戒解雇ですか。普通解雇ですか」という質問があったときに言葉を濁らせてしまう結果になる。これでは裁判が始まった時点で、「具体的に検討することなく解雇したのではないか」という心証を裁判所に与えかねない。

最初からつまずかないためにも、解雇をする場合には事前に弁護士に相談をして、ミスのないようにしておこう。なお、いわゆる問題職員に対する解雇は、実態として普通解雇としてなされることが多い。

段階② 解雇理由証明書の発行等を求められる

重い気持ちで解雇を通知すると、しばらくして本人あるいは代理人から雇用条件通知書及び就業規則の写しの提供並びに解雇理由証明書の発行などを求められる。

解雇理由証明書は、「なぜ解雇したのか」についてクリニックにて記載して、相手に提供するものである。求められた場合には、労働基準法の義務として発行しなければならない。したがって、そこには解雇の根拠となった事実及び適用される就業規則の定めなどを記載することになる。**解雇理由証明書の目的は、解雇の理由を明らかにすることとされる。実務的には、クリニック側の主張を固定化させることにもなる。**

労働者側としては、いざ不当解雇だと争ったときにクリニックから「あれは解雇ではない。退職で話し合いがついた」と反論されると、争点がひとつ増えてしまうことになる。そのため、解雇理由証明書を発行してもらうことで「これは解雇である」ということを固定化させる。

同時に、解雇理由証明書では解雇理由を明示しなければならないため、解雇理由も固定化させることができる。事後的に裁判になったときに、「こういう問題行為もあった。これも解雇の理由になる」と五月雨式に解雇理由をクリニックから主張されるのを止める意味もある。

段階③　未払い残業代がないかの調査資料を求められる

解雇理由証明書の発行を求められるときには、賃金台帳、タイムカードといったものの写しも求められることがある。**これは不当解雇として争う際に、未払い残業代もあればまとめて請求するためである。**

クリニックでは、労働時間の管理が杜撰なところが少なくない。そのため、厳密に計算をしたらたいてい未払い残業代が出てくる。年収３５０万円くらいでも、未払い残業代が２００万円くらいになることもある。

しかも未払い残業代の場合には、特定のスタッフだけ未払いということはない。たいていはすべてのスタッフについて未払いがあるために、クリニックとして一気に大きなキャッシュが出ていく可能性がある。

段階④ 復職等を求める内容証明が届き、交渉する

代理人を選任した相手は、内容証明郵便であらためて復職を求めてくる。クリニックとしては、「この職場で勤務してもらうことは難しい」という判断に基づいて解雇をしているわけであるから、たいていの場合には復職には応じないという回答をすることになる。そのうえで労働者側の代理人と協議をすることになるが、不当解雇が交渉で終了することは自分の経験ではあまりない。

裁判に持ち込めば労働者側が有利であることは、当然のことながら相手も認識しているので、クリニック側として相当な譲歩をしなければ、なかなか交渉では終わらない。クリニックではなかったが、ある事案では年収400万円の人に退職してもらうために、1千万円近く支払ったこともある。

段階⑤　裁判手続がなされる

交渉がつかないとなれば、労働者から裁判にかけられることになる。

裁判手続は、労働審判あるいは通常訴訟のいずれかであることが多い。とくに不当解雇の場合には、労働審判という制度が活用されやすい印象がある。これは、基本的に3回の期日内に労働問題を決着させようとするものだ。早期解決を旨とするために、通常訴訟のような緻密な事実の認定を想定しておらず、「とりあえず解決」を目指すものだとイメージするといい。労使双方にとって早期に解決することにはメリットが大きいため、労働審判がよく活用される。

これに対して通常訴訟は、双方が証拠を出しあいながら緻密に事実関係を認定していく。安易に解決させずに、徹底的に争いたいというときには通常訴訟が採用される。

訴訟の場合には可決までに1年以上かかることも当然ある。クリニックに対しては、訴訟が終わるまで毎月賃金相当額を暫定的に支払うような判断が、あらかじめ裁判所からなされるときもある。この場合、クリニックで勤務していない労働者に対し、賃金相当額を毎月支払うということになる。最終的な判断に応じて事後的に清算されるものの、クリニックとしては経済的負担を強いられることになる。

段階⑥ 裁判のなかで双方の落としどころを探る

こういった裁判においては、何度もお伝えしているようにクリニック側の立場が弱い。たいていはクリニック側に復職を認めるような判断がなされてしまう。ここからが、ある意味でクリニック側の代理人の腕の見せ所でもある。

いったん解雇したスタッフが職場に戻ってくるのは、院長としてもなかなか承服できないところがある。他のスタッフにしても同じだ。「やっと落ち着いた」と感じていたところに、また緊張感の走る職場に戻るとなれば、退職者も出てくるかもしれない。

そのため裁判手続のなかで、労働者の退職に向けて説得を試みることになる。労働者側としても、一度揉めた職場に戻るよりも、新たな場所でがんばりたいというニーズもあるだろう。そういった、労使双方のバランスを取りながらの着地点を見いだしていくことになる。

このときポイントになるのは、退職のインセンティブとしての経済的補填の額である。自分の経験としては、賃金の1年分くらいが多い印象がある。場合によっては2年分近くの金額を負担したこともある。決して安い金額ではないが、クリニックの平穏のためであれば覚悟を決めなければならない。

金額にこだわって折り合いがつかなければ、問題職員の復職を認め、定年まで雇用し続けなければならない。「そんな馬鹿な」と思われるかもしれないが、それが現実だ。なかには、「院長に勝った」という自信を手に入れて戻ってくる者もいるかもしれない。そのときには院長に対してさらなる要求をしてくることも懸念される。

段階⑦　合意内容を書面で固める

仮に裁判で話し合いがつけば、合意内容をまとめた書面を裁判所のもとで作成してもらう。このときには、一般的にはクリニックの都合で退職することを明示する。

そのうえで、解決金など経済的補填を受けたことを他のスタッフらに口外しないことも明記している。「あのスタッフだけ特別な扱いを受けた」という誤解をクリニックで広げないためだ。場合によっては、ＳＮＳなどネット上の記事を抹消したうえで、将来において掲載しない旨の取り決めまで明記することもある。

『退職には「勧め方」というものがある』

解雇の厳しさはわかっていただけたはずだ。それゆえに、契約を解消する際には解雇ではなく退職にこだわっていただきたい。

トラブルになったときに、スタッフから自発的に退職を提案してくることはない。自分から退職しようとするスタッフであれば、そもそも院長として悩むこともない。**自主退職が期待できないゆえに、院長からスタッフに退職を勧めることになる。**

退職を勧めること自体が違法になるわけではない。あくまで院長からの提案であり、応じるかどうかのキャスティングボートはスタッフが握ることになるからだ。

問題は、いかに話をもっていくかだ。あたりまえだが、「クリニックの方針に合わない。だから辞めてほしい」というのでは誰も納得しない。むしろスタッフの感情を逆撫でし、問題をさらに複雑にして終わらせるだけだ。

「そんなことはわかっている」と反論されるかもしれないが、いざ退職を勧めるとなると、緊張から結論ありきのような提案をしてしまいがちだ。それではうまくいかない。

交渉の際には「勧め方」を意識して、次のような段階を踏んでいただきたい。

ポイント①　交渉前の準備として業務指導書を用意する

いかなる交渉も交渉前の準備で決まる。退職をスタッフに勧めるときにしても同じだ。「いろいろ指導してきたが効果がない。そろそろ退職を勧めよう」と考えて、いきなりスタッフを「ちょっといいかな」と呼び出すのは交渉とは言わない。それではこちらの希望を伝えるだけだ。

退職を提案していく場合には、スタッフが前向きに退職を考えられる環境を作ることが必要になる。そのためには、まず業務指導書を用意しておく。あらかじめ問題行為について、口頭のみならず〝指導書〟という形式でスタッフに問題点を指摘しておくことが重要である。

実際に退職を提案する場面では、クリニックとして退職を勧めるに至った経緯を説明する。このときにこれまでの問題行為を指摘するわけだが、「そんなことは聞いていない」と反論を受けることがある。「言った」「言わない」となれば、なかったことになる。そういう反論を防ぐためにも指導書を用意しておくべきだ。

ポイント② 適性がクリニックに合致していないことを共有する

過去の指導書を提示しながら、指導を重ねたにもかかわらず、クリニックの求めるような改善に至っていないことを説明する。目の前の人に対して過去の問題点などを伝えるのは、気の萎える作業だ。**ここでのポイントは、決して相手の行為を批判しないことだ。**

通常の指導プロセスでは、問題点を指摘したうえで改善に向けた方向性を提示することになる。だが退職を勧める場合には、改善が目的ではない。目的は、スタッフの適性がクリニックの方向性に合致していないことを共有することである。

仕事には、やはり適性というものがある。これは「良い・悪い」という問題ではない。クリニックのためと考えて尽力しても、適性が合わず、うまく結果につながらないときもある。

適性が合わないときに「努力が足りない」など、精神論で語るようなことがあってはならない。合わないものは、いかに努力しても合わないものだ。それに無理を強いることは、スタッフにとって過大な負担になりかねない。**本人のために冷静に適性を見定める能力も、経営者に求められる資質である。**「職場との適性が合っていない」という事実を、まず当事者双方で共有することが交渉の始まりである。

ポイント③　退職後のサポートを提案する

さりとて「合っていない」というだけでは、スタッフとしても次のステップをイメージすることができない。院長としては、そのスタッフが自身のスキルを十分に活かせる場所を見つけ出せるようにサポートするべきだ。たいていの院長は、「退職してもらう」ということにしか意識が向いていない。そのためスタッフ本人の目には、「院長は自分を厄介者として追い払おうとしている」というように映ってしまう。

サポートの仕方はいろいろあるだろう。なかには再就職先を見つけるのを支援していた経営者もいた。**一般的には、職を失ってもしばらくは生活を維持できるような一定の金銭を提供することが多い。**スタッフは退職によって生活の糧を失うのであるから、院長としてもしかるべき負担を覚悟しておくべきだ。個人の意見だが、せめて3か月分の賃料くらいは退職金のほかに支払うことを提案するべきだ。

ときに「どのくらいが相場なのか」と相談を受けることがあるが、ケースによって異なるため一概に「これだ」と言い切ることはできない。いくら金銭を提供しても、「退職には応じない」となれば退職してもらえない。

ポイント④　進展しない場合は落としどころを探る

なかなか交渉が進展しないときには、むしろ相手に退職の条件を提示してもらうことが効果的だ。「仮に退職してもらうとすれば、どのくらいの金額を求めるか」とダイレクトに聞いてみるというわけだ。たいていは「金銭が目的ではない」と言われるが、根気強く説得すれば金額を提案されるときがある。場合によっては「家族と協議してから」と持ち帰られるときもある。あるいは「弁護士に相談してから」ということもあるだろう。

いずれにしても、いったん条件を提示してもらえるというのは院長にとって有利だ。仮に想定よりも高額であっても、ひとつの上限が設定されるからだ。

もっとも個人的には、退職時における金額について全面的に争うことはお勧めしていない。仮に相当に高額であっても、基本的に相手の希望に応じるようにしている。退職というのは、スタッフにとっても大きな決断を求めるもの。その際、金額について減額交渉をすると、「院長は自分のことしか考えていない」という印象を与えてしまい、交渉破綻につながりやすい。いくら問題のあるスタッフだとしても、こちらの都合で退職してもらうものだ。せめて経済的な支援は、相手の希望に可能な限り応じるべきだ。

段階⑤　合意内容を書面でまとめる

こうして退職の条件が整ったら、最終的な合意内容を書面でまとめておく。これは合意内容を明らかにするためだけではなく、「やはり退職しない」と言い出されることを防止するためでもある。

退職金を支払うときには、源泉徴収される場合があることをも事前に説明しておく。源泉徴収されることを理解してもらえず、「事前に説明を受けていた金額と振込金額が違う。騙された」と批判されたことがあった。

人は数字を提案されると、その数字の満額がもらえるものと勝手に想像しがちだ。合意した額と実際の振込金額が違う場合には、事前に念を押しておいたほうがいい。

また合意書においては、在職中に知り得た情報や退職における合意内容について、第三者に口外しないような取り決めも入れている。

最近では、雇用主とのトラブルを安易にＳＮＳに掲載している者もいるために、注意を要する。仮にすでに掲載している場合には、直ちに抹消することを合意書に盛り込むべきである。

こういった合意書については、できれば事前に弁護士に確認してもらうべきだ。カタチとしてきちんとして残しておくことが、何より将来の紛争を抑制することになる。

図表3 退職合意書の例

退職合意書

医療法人社団○○（以下「甲」と表記する）と○○（以下「乙」と表記する）は、甲と乙の労働契約について本日をもって次のとおり合意した。

1．乙は、甲の都合により、本日をもって甲を退職する。
2．甲は、乙に対して、退職金として金○万円の支払義務があることを認める。
3．甲は、乙に対して、本日までの賃金（日割り計算したもの）及び前項に定める金員について、源泉徴収した残額を、令和○年○月○日限り、乙の指定する口座に振り込む方法により支払う。振込手数料は、甲の負担とする。
4．乙は、甲が乙に貸与した物品の返還など退職にともなう手続きに協力する。
5．乙は、甲のもとで知り得た情報について退職後も特段の事情なく第三者に開示してはならない。
6．乙は、本合意の内容及び合意に至る交渉の経緯を特段の事情なく第三者に開示してはならない。
7．甲と乙は、本書面に定めるほかに何らの債権債務がないことを相互に確認する。

上記合意内容を明らかにするため本書面を２通作成のうえ甲乙各１通保管する。

令和○年○月○日

甲
福岡県福岡市○○○○
医療法人社団○○　理事長　○○○○　㊞

乙
福岡県福岡市○○○○
○○○○　㊞

3 信頼していたスタッフによる不正が発覚したとき

『うちは大丈夫…ではない!?』

クリニックの労務相談として毎年寄せられるのが、スタッフによる不正だ。簡単にいえば横領あるいは窃盗ということだ。「そんなことがクリニックであるのか」と驚かれるかもしれないが、個人的には20軒に1軒は、大なり小なり被害にあったことがあるのではないかと考えている。

院長からは、たいてい「ちょっと、スタッフに怪しいところがありまして」と奥歯にものを詰めたような状態で連絡がなされる。「現金が合わないのでしょう」と平然と回答すると、なぜわかったのかと驚かれることもある。スタッフの管理が杜撰という点においては院長にも非があるが、思い悩んでも仕方がない。被害を認識したときには、クリニックの平穏を維持するために、やるべきことを淡々とこなしていくほかない。

不正行為で典型的なのは、クリニックのレジから現金を抜き取ることだ。あるクリニックでは、たまたま受付ではないスタッフがレジの現金を確認したら、数字が合わなかった。院長が不可解に感じて、帰宅した受付担当者に確認をしたら、急にあわてた様子でおかしい。説明も支離滅裂で、つじつまが合わない。しまいには電話にも出なくなり、SNSで「明日からしばらく体調不良で休みます」という連絡だけが来たということもあった。事後的に発覚したことではあるが、消費者金融から借入をしていて、生活に窮していたようだ。

ほかにも、本人負担部分の治療費を勝手に自分のものにしているケースや、クリニックの在庫を無断で第三者に売却しているケースもある。いずれのケースも、「そんなこと簡単に発覚するだろ」と言いたくなるほどシンプルな方法だ。シンプルすぎるがゆえに、むしろ発見しにくい。

いずれにしてもクリニックは、「清潔で安全なところ」という外部からのイメージとは異なり、不正の被害にあいやすいところだ。大半の医師は、「うちのクリニックは大丈夫」と対岸の火事のように考えているだろう。だが、そういう慢心のあるクリニックほど被害にあっているものだ。ただ被害が発覚しないだけかもしれない。

狂気というのは日常の中に棲む。「いつも明るくて信頼していたスタッフ」の手で奈落の底に落とされた医師を、何人も目にしてきたからこそ自信を持って言える。

不正はたいてい、担当者が変更した場合や税理士から不可解な数字について指摘を受けたときに発覚する。こういった不正は、加害者であるスタッフの責任を追及すれば終わるという単純なものではない。治療代が不足すれば、間違って患者を疑ってしまい、クリニックの信用を失ってしまうかもしれない。あるいは薬品などが横流しされてしまったら、管理者である医師の責任問題にすらなりかねない。**まさにスタッフの安易な気持ちによる不正によって、医師の人生が崩壊するリスクがある。**

事態を認識した院長は、「どうにかして解決しなければならない」と焦る。焦るものの、解決の方針も相談先もわからない。安易に相談すれば風評被害につながるかもしれないと危惧する。なんとか手繰り寄せた一本の線を引っ張って、紹介を受けた弁護士につながるというのが多いであろう。

院長の死角でうごめく横領の原因

クリニックで不正がはびこってしまう原因のひとつには、クリニックという職場の特性もある。限られた人員で経営しているために、分業化が進んでいるというものだ。

医師は医師の仕事、看護師は看護師の仕事、事務は事務の仕事。**分業は、作業の効率化に資するものの、各自の担う業務のブラックボックス化を生み出してしまう弊害もある。**同じクリニックなのに、他のスタッフが具体的にいかなる業務をしているのかわからないということだ。

そもそも組織の長である院長ですら、「給与計算をして振り込んでください」と言われたら、できるとは限らない。このようにして、〝経理については経理担当者しかわからない〟という状況に、不本意ながらなってしまう。

実際のところ、同じ人が何年も経理を担当しているというクリニックは多いだろう。これでは仮に不正がなされても、院長はもちろん周囲もまったくわからない。

不正の原因は、もちろん加害者であるスタッフにある。されど特定の職員に特定の業務を張りつけ、ブラックボックスを生じさせてしまった院長にも同じように責任があると言わざるを得ない。

かつて、不正を働いた動機について質問をしてみたことがある。「お金欲しさに」などを想定していたら、「納得いかなくて」という趣旨の回答で驚いた。その女性の言い分は、「院長夫婦はいつも高級な外車に乗って、ワイン会や海外にも行っている。お子さんは有名な私立の進学校に通っている。何ひとつ不自由のない家族。同じ職場なのに、あまりにも違いすぎてうらやましかった」というものであった。

院長からすれば、「この立場を手に入れるために、どれだけの努力をしてきたと考えているのか」と答えたくもなるだろう。その意見はごもっともだ。されど人は、論理や理性ではなく感情によって動く。スタッフの意見をいたずらに否定しても意味がない。**不正の背後には、スタッフから院長に向けられた羨望のまなざしがあることを理解していただきたい。**

『不正に気づいた院長がすべきこと』

クリニックにおける横領は、周囲による発見が難しい。そのため１回の被害額は少なくとも、長期的に繰り返され、結果として相当な金額になるときもある。数万円の被害で発覚することもあれば、数百万円の被害にあった方もいる。

すべての処理を担当者ひとりが担っていると、不正の証拠もすでに処分されているものだ。事後的に損害額を調査して確定していくことは相当難しい。被害額については、他の数字との整合性から推測していくしかない。

院長としては、早急に被害額を調査して回復を試みようとするものの、ときに拙速な判断をして失敗する。具体的な被害の回復を検討する前に、院長としてやるべきことを整理しておこう。

段階① いきなり呼び出さない

「数字が合わない。おかしい」と感じたときにやってしまいがちな過ちは、いきなり担当スタッフを犯人のように決めつけて呼び出すことだ。

院長としては、ほかにクリニックのお金に触れることができる者がいないために、間違いないという確信があるのかもしれない。だが調査未了の段階では、まだ何もわかっていない。証拠も確保されていない。

その段階でスタッフを呼びだして、「どういうことだ」と説明を求めても意味がない。たいていは、「言いがかりです。ひどい」と泣きながら反論される。あるいは院長の前では否定しつつも、あわてて証拠を隠滅するかもしれない。一方的に犯人扱いをされたとして、名誉毀損あるいは侮辱と反論され、身動きがとれなくなった方もいる。

不正に限ったことではないが、呼び出されたスタッフは、警戒して秘密裏にスマホなどで院長とのやりとりを録音していることが珍しくない。こういった録音内容は、院長からのパワハラの証拠として利用されることもある。「自分の発言は録音されているかもしれない」と自覚しておくべきだ。このように、いきなり本人を呼び出すことは問題解決にはつながらず、むしろ解決をより難しくしがちだ。

段階②　情報漏洩に気をつけながら調査を始める

そこで、**本人を追及するのは確固たる証拠で周囲を固めてからにする。**いわば調査の最後にするということだ。仮に数字が合わないのであれば、どの部分で合わないのかを事前に会計帳簿などと照らし合わせながら確認していく。

このとき、安易に他のスタッフに調査の協力を求めるのも避けるべきだ。この手の噂はあっという間にクリニック内に広がってしまう。いったん広がってしまったら、事後的に火消しをすることができない。そのため、できるだけ院長夫妻だけで調査をすることを勧める。

院長夫妻だけでの調査が難しいようであれば、顧問税理士に意見を求めるのもひとつだ。

院長らは、医療の専門家であっても会計数字の専門家ではない。数字が合わないことはわかっても、合わない理由を逆算的にとらえることが得意とは限らない。横領などを日頃から扱っている私でも、いまだによくわからないものだ。

顧問税理士であれば、普段からクリニックの資金の流れについては把握しているだろうから、横領の有無及び方法について目星をつけられる。可能であれば税理士に調査報告書のようなものを提出してもらえれば、本人に意見を求めるときの参考にもなる。

やむを得ず他のスタッフにも協力を求める場合には、くれぐれも調査をしていることを口外しないことを確約させなければならない。

段階③ 不正の客観的な証拠をそろえる

まずは不正をした時期、方法及び金額について調査を進めていくことになる。

クリニックの場合には、あまり複数の者が共同で不正を働くということはなく、単独での犯行が多い。そのため共犯者というのはあまり目にしたことはない。ただ、他のスタッフの不正を目にしたことで、「自分もばれないだろう」と思って手を染めたという事案はかつてあった。

実際に調査を開始すればわかるが、不正の客観的な証拠を押さえるというのは簡単なことではない。キャッシュに色がついているわけではないからだ。とくに経理担当者の不正が疑われる場合には、本人にしかわからない経理処理をしていることもあって、調査が難航しがちだ（そもそも「本人にしかわからない経理処理」があることこそ、経営における問題ではある）。

こういった調査の段階で頭を抱えるのが、故意なのか過失なのか判然としない場合だ。本人に不正の意図はなく、能力不足から数字が合わないということはどうしても出てくる。**意図的なものであるかは、不正の方法や回数などの客観的事実から推認していくほかない。**

なお本人のミスによるものであっても、すぐに院長に報告がなされるとは限らない。経理が苦手な人は、指導を繰り返しても同じミスをしてしまう。院長らから叱責されるのを恐れてしまい、数字が合わないまま報告せず放置してしまうこともある。このときにはミスをしたことではなく、報告しなかったことを指導しなければならない。

強い組織とは、ミスが直ちにトップに報告される組織である。そういった組織であるためには、ミスを自発的に報告したことを評価する風土が必要である。「ミスを報告しても大丈夫」という心理的安定こそ不正の防止につながる。

調査のうえで客観的な証拠がそろわないのであれば、しばらく何もせずに様子を見るようにする。もちろん「不正ありき」という視点でスタッフを見るべきではないが、不正が疑われるときには客観的な証拠を確保するよう心がける。

逆をいえば、そういった証拠がそろわない段階では呼び出さない。**呼び出しは、一回だけで終わらせる覚悟をもって臨むべきだ。**結論の出ないまま繰り返していると、クリニック全体のモチベーションも低下する。

段階④ 調査結果がそろったら本人と話す

呼び出しをするときには、できれば院長の妻にも同席してもらうほうがいい。とくに相手が女性のスタッフであれば、なおさらだ。院長と一対一にしてしまうと、「いきなり呼び出されて院長から威迫された」などと、根拠なき批判を受けることがある。

こういった批判は、本人自身ではなく、本人の家族などからなされる。家族は事情がわからないために、本人からの一方的な意見を鵜呑みにして声を荒げてくるものだ。

家族からの非難に対しては、「クリニックとしての見解を伝えただけです。本人からいかなる説明を受けられているか不明ですが、本人ではない方に内容をお伝えするわけにはいきません」と回答する。

そもそも、電話越しであったり、関係性が明白でないなど、相手が本当に家族なのかわからない段階で内容を説明するべきではない。仮に家族だとしても、労働契約を締結しているのは成人である本人であって、家族ではない。**家族だからというだけで、クリニックの対応に当然何かを主張できる立場にあるわけではないことは、心に留めておいていただきたい。**

段階⑤　面談で事実確認をする

面談は、客観的な証拠を提示しながら疑問点を質問する形式にする。「不正をした」ということを前提にしたような発言はしてはならない。あくまで〝不明な点について明らかにする〟という姿勢を維持する。本人が「もはや取り繕うことは無理」と判断すれば、自ずと事実を語りはじめるだろう。

このとき、相手を責めるようなことは口にせず、ただ事実を確認することだけにこだわる。全能感に浸り相手を懲らしめようとすると、たいてい反発を受けて失敗する。具体的な処分については、後日検討すればいい。

なかには証拠を提示しても、争う姿勢を見せるスタッフもいるだろう。このときは深追いせずに面談を打ち切る。維持すると感情的なやりとりになってしまい、収拾がつかない。裁判も含めた対応を検討していくことになる。

段階⑥　顛末書を出させる

本人に事実を確認して不正を認めれば、動機及び方法について顛末書を出してもらう。本人に自由に記述させると、「申し訳ありませんでした」という簡単な書面しか提出されないことがある。報告を求める事項については、具体的に伝えるようにしておくべきだ。このような不正の事実を固めたうえで、具体的な処分について検討する。

『処分の検討は冷静に』

検討事項①　刑事処分を求めるか

まず検討するべきことは、刑事処分を求めるかということだ。「不正があったのだから、もちろん刑事事件にする」という人もいるだろう。だがクリニックの案件では、被害が金銭的なものだけであれば、あえて刑事事件にしないことが多い。刑事事件にして大々的に噂が広がることのほうがリスクだからだ。

そもそも刑事事件にする場合でも、「警察に連絡すれば、あとはすべて警察が対応してくれる」という単純なものではない。横領などの場合には、警察から資料の提出を適宜求められる。クリニックの業務をこなしながら捜査に付き合うのは、それなりに骨が折れる。

しかも、たんに「数字が合わない」というだけでは立件できない。その対象となる人物が意図的に実施したことの証拠が必要であるため、捜査としても慎重にならざるを得ない。**刑事事件にすることが、クリニックにとって本当に意味があることなのか、冷静に見定めるべきだ。**

個人的には、刑事事件にしないことを被害弁償の交渉材料にしていることが多い。つまり、「被害弁償を確実に実行すれば、刑事事件にしない」という提案をすることになる。「刑事事件になると家族にも迷惑をかける」という気持ちになるからこそ、被害弁償にも真摯に対応する。刑事事件になってしまえば、被害弁償に対するモチベーションが下がってしまう。「今さら被害弁償しても、すでに刑事事件になっているから意味がない」と、なかば自暴自棄になりかねないということだ。

検討事項② どこまで返済を求めるか

次に、経済的な被害の回復に向けて話を進めていくことになる。クリニックの場合には、少額の被害が繰り返し生じていることが多く、被害額の全容を固めることに手間を要する場合が多い。

院長としては「被害のすべてを回復したい」と考えるだろうが、すべての被害を緻密に特定しようとすると、たいてい泥沼にはまってしまう。すべての損害を明らかにすることに時間を要するようであれば、線引きをして諦めることも必要である。

私たちは義務教育のなかで、諦めることは悪かのように教わってきたが、実際に経営をしていくうえでは、諦めも立派な経営判断のひとつである。執着したがゆえに問題が複雑化するのは世の常だ。「守るべきものは、自分のプライドではなくクリニック」と割り切って諦めることも必要だ。

そもそも時間をかけて調査をして、被害総額を相手に提示したところで、資力がなければ回収できない。ある程度のところで被害額を確定し、早く具体的な返済方法の協議に入るべきである。

検討事項③　どこまで追いかけるか

もっとも、発覚と同時に連絡が取れなくなってしまうスタッフも少なくない。あるクリニックで、若い受付スタッフによる不正が発覚した。院長が携帯に電話をして事情を確認するも、「わからない」の一点張り。そのうえ翌日から出勤しなくなり、電話にも一切出ない。家に行っても不在という状態であった。しばらくしてＳＮＳで、「都合によって退職する」とだけ連絡があった。貸与していた制服などは、クリニックに送付されてきた。裁判も検討したものの、被害額が小さく、費用をかけて追及しても意味がないということから、深追いはせずに終了したこともある。

どこまでの対応をするかは院長の判断によるが、感情に任せて徹底的にやることが適切な判断とは限らないことを、頭の片隅に置いてほしい。

『返済計画は早急かつ確実に』

具体的に返済を求める場合でも、一括返済できないのが一般的だ。資力がないため不正を働いているのだから、ある意味ではあたりまえであろう。そのため、分割による返済を検討することになる。

このとき「刑事事件にするべきかの判断要素にするので、早急に返済計画を提出するように」と、まず本人に返済計画を提示させるようにする。いくらこちらが「少なくとも毎月〇円」と言っても、実現可能性がなければ無意味だ。むしろ確実に支払える金額を提示させて、早急に返済をスタートさせることが肝要である。

このとき、連帯保証人も用意してもらう。**連帯保証人を設定するときには、連帯保証人自身の返済能力についても見定める必要がある。**年金受給者である本人の親を連帯保証人にすることについては、積極的にはお勧めしない。年金は差し押さえすることができないからである。いくら年金という安定収入があっても、差し押さえできなければ意味がない。

また個人事業主も資産が不明であり、差し押さえをしにくいため、できれば避けるべきだ。やはり勤務先の判明している給与所得者が連帯保証人として適している。返済が滞れば給与の差し押さえをすることができるからだ。

このようにして、連帯保証人を含めた返済計画が決まれば、必ず合意内容に関して書面を作成しておく。とくに連帯保証人については、書面がなければ無効となるため注意を要する。書面には、退職後も調査に協力する旨を記載しておく。

こういった書面に関しては、できれば公正証書という形式で作成しておくといい。公正証書は、公証人が作成する公文書である。公正証書があれば、返済が滞ったときに直ちに強制執行をすることができる。

『懲戒解雇にこだわるべきではない現実的理由』

では最後に、本人の処遇について考えていこう。不正行為に手を染めた者は、やはり同じ職場に置くべきではない。なかには「人手が足りていない。本人も反省している」ということで継続勤務を認める方もいるようだが、個人的には賛同しかねる。実際、しばらくしてまたトラブルになりがちだ。

不正をした者に対して曖昧な処分をすることは、組織全体の倫理観にも影響してしまう。「これくらい許される」という甘えが広がることが、ある意味では最大の被害である。

組織の長は、どこかで畏れられる存在であるべきだ。「不正をしたら職場にいることはできない」ということを明確にしておくことが組織の正常化につながる。

もっとも、職場を離れてもらうにしても、懲戒解雇までする必要はないとも考えている。

不正を働いたのであるから、懲戒解雇が相当な場合もあるであろう。だが解雇をした場合には、事後的に争われるリスクもある。

また将来にわたる弁償を考慮すれば、あえて恩を売っておくことにも意味がある。「迷惑をかけたのに、院長は最後に救いの手を伸ばしてくれた」という思いがあれば、自発的な返済のモチベーションにもつながるはずだ。

これらの理由から、懲戒解雇が相当な場合であっても、再就職の便宜なども考慮して、あえて自主退職を認めていることも多い。これを「処分として甘い」と批判することは容易だ。されど不正を暴いたからといって、鬼の首を取ったように声高に宣言することがトップとしてのあるべき姿とは思えない。組織存立のために、静かに平然と采配を振るうことこそ、長たる者の姿勢であるべきだ。

第3章

クレーマー問題が発生したら

～もはや患者ではない～

1 クレーマーに対する院長の姿勢を確立させる

『応召義務は医師に犠牲を強いるものではない』

ここからは、労働問題とともに院長を悩ませる、クレーマーの対応について考えていこう。ここでいうクレーマーとは、たんに不満を述べる者ではなく、〝節度を超えて不当な要求をする者〟として考えていただきたい。

あくまで個人的な見解ではあるが、「患者様」という言葉にはどうも違和感がある。「患者」でいいのではないかと感じる。医療というのは、やはり一般のサービス産業と根本的に違うものであるべきだ。

サービス産業は、購入希望者にとって「買う」「買わない」の自由がある。だが医療の場合には、生命・身体の問題に直結するものであり、誰もが欲するものだ。そのため、完全なる自由競争が採用されるべきものではない。世界に誇るべき保険制度の根底には、あらゆる人に適切な医療を提供するという崇高な理念があるはずだ。

その意味では、医療のサービス産業化が進行するほどに不安を抱かざるを得ない。これは医師のみならず、社会全体が真剣にとらえるべきことだ。**医療というのは、本来的に医師と患者の共同作業として成立するものであるはずだ。それがいつの間にか、医師が患者に過度に配慮して萎縮するような場面が増えてきた。**ここにクレーマー問題の闇がある。

商品の販売であれば、納得できない客に対して「売らない」という判断をすることができる。誰と契約を締結するかは、当事者の判断に委ねられている。売らないことへの理由すら必要ない。されど公共的性格を有する医療の場合には、そういった裁量が制約されている。

医師の前に立ち塞がるのが、いわゆる医師の応召義務と呼ばれるものだ。医師法第19条第１項は、「診療に従事する医師は、診察治療の求があつた場合には、正当な事由がなければ、これを拒んではならない」と定めている。

正当事由がなければ診察を拒否できないわけだが、条文をいかように読んでも正当事由の具体的な意味がわからない。安易に診察を拒否して応召義務違反と言われたら、医師としてもたまったものではない。実際のところ、顧問先の院長から「このように対応したら医師法に抵触しませんか」という相談が寄せられることが多い。

本来であれば、行政において「こういう場合には診察診療を拒否できる正当な理由がある」という明確な指針を出すべきだ。明確な指針がないために、「応召義務に違反するのではないか」と不安になり、クレーマーに対しても毅然とした対応ができなくなってしまっているのが実情だ。

「現場の判断に任せる」というのは、聞こえとしてはいいかもしれないが、現場の混乱を招くだけだ。**応召義務があまりにも過剰にとりあげられているところに問題の本質がある。**

民間企業であれば断るような相手でさえ、「患者」というだけで腫れ物に触るように対応しなければならない医師の立場はあまりにもつらい。それでは医療の提供など難しくなってしまう。**応召義務は、医師に犠牲を強いるようなものであってはならない。**

診察拒否をする際はやりとりを記録する

そもそも、医師がクレーマーだと感じて診察を拒否したいと考えるのは相当な場合だ。「診察代の支払いが少し遅れている」というだけで、「診察を拒否したい」と言う医師にはこれまで出会ったことがない。医師が拒否したいのは、スタッフに繰り返しセクハラをする者や、ほかの患者の前で大声をあげ、威圧的な態度をとるような者である。

そういう場合には、診察を拒否することについて正当な理由があるとして、診察を拒否するべきだ。**「クレーマーには毅然とした態度で」という標語を目にするが、毅然とは断ることに尽きる。**コトナカレ主義で曖昧な態度を示していたら、いつまでもクレーマーの要求が続いてしまう。そしていつの間にか疲労困憊し、クレーマーに言われるがままとなってしまう。

医師は、弁護士に対して正解を求めがちだ。「これは応召義務違反にならないのか」といくら詰め寄られても、「私は大丈夫と考える」としか回答できない。最終的な判断をするのは裁判所だからだ。**冷徹な事実を告げるようで申し訳ないが、自分のクリニックは自分で守るほかかない。**

もっとも、個人的な経験として、応召義務違反が全面的な争点になったという事案に関わったことはない。読者にしても、応召義務違反だけで具体的な責任を追及されたという人には、おそらく滅多に出会わないであろう。なんだか言葉だけが闊歩している印象もある。

ただし、注意をしておくことに越したことはない。弁護士は将来を占うことはできないものの、リスクを最小化するための方策についてアドバイスをすることができる。**診察を拒否する場合には、事後的に検証できるように、相手とのやりとりをできるだけ鮮明に記録化しておくことだ。**結局のところ、相手とのやりとりを事後的に検証できないからこそ争いになる。

診察を拒否することは、本来であれば医師が自分の言葉で伝えるべきである。さりとて医師としても、「なんとも気が重い」というときもある。そういうときには弁護士に依頼して、弁護士名で相手に書面で診療拒否を伝えるのもひとつである。

弁護士名で拒否する場合には、理由などについても可能な限り詳細に記載して送付する。たいていは、すぐに興奮した状態で電話がやってくるものだ。正直なところ、こちらとしても気が重いが、仕事だからやむを得ない。**「医師としてストレスをカネで解決する」という割り切りも、健全な精神状態を維持するうえで必要なことだ。**「弁護士費用なんてストレスを引き取ったことの慰謝料だから」と話したところ、仲の良い医師から大笑いされたことがある。

『セクハラを「患者だから」でごまかさない』

クリニックにおけるクレーマーといえば、受付で声を荒げる患者がイメージしやすいかもしれない。だが実際のところ、そうとは限らない。**意外と多いものとして、患者から受けるスタッフのセクハラ被害がある。**

あたりまえだが、セクハラは違法な行為であり、社会的に許されるべきものではない。民間企業では、セクハラ被害の申し入れがあったときに、しかるべき対応を会社がしなければ、会社の責任が問われることになりかねない。

これがクリニックの場合だと、少し様相が違う。スタッフが院長や妻に、特定の患者からセクハラを受けていると相談しても、「おじいちゃんだから」「患者さんだから」と、よくわからない理由をつけて話をうやむやにされがちだ。

あるクリニックでは、そういった院長の態度に業を煮やしたスタッフが「院長がセクハラに対して見て見ぬふりをする」と言いだして、労働問題に発展しかねないときがあった。院長夫妻としては、「そうは言っても患者であるから」と、あまり話を大きくしたくない意識がある。そのため、「スタッフが少し耐えてくれれば丸く収まるのだから」という安易な発想につながりやすい。だがこういった曖昧な姿勢が、スタッフからの信頼を失わせるのみならず、セクハラの加害者をさらに図に乗らせることにもなる。

院長夫妻にとってはクリニックにおけるひとつのトラブルかもしれないが、被害者であるスタッフにとっては自分の人格に対する侵害行為である。セクハラは、その行為自体が違法だ。加害者が年配であろうが患者であろうが、まったく関係ない。

「それはセクハラ行為ですのでおやめください。繰り返すのであれば当方のクリニックでは対応できません」と明確に伝えるべきだ。

『証拠を確保して対応する』

ただし、こういった対応をするためには、事前に加害者のセクハラ行為についての確証を得ておかなければならない。「セクハラとは心外だ。根拠を見せろ」と反論されたときに、被害者の言い分しかないというのであれば、あまりにも心許ない。むしろ相手から「根拠もないのにセクハラと批判した」と言われかねない。これではクレーマーの思う壺である。

セクハラは、その性質から密行性をもってなされるために、証拠を確保することが容易

ではない。仮に被害者が訴訟をしても、証拠が不十分ということで敗訴すれば、さらに屈辱を受けることになってしまう。問題はどうやって証拠を確保するかだ。

クリニック内で身体的接触を求めてくるときには、その場でスタッフに悲鳴をあげてもらうように指示しておく。被害に直面している女性は、院長が想像しているよりも声を出すことを躊躇しがちだ。「声を出すことで加害者から逆恨みを受けるのではないか」「クリニックの平穏を壊すのではないか」という不安を抱く。

だからこそ医師は、スタッフを守ることを明確に伝えたうえで、被害にあったときに遠慮なく声を出すように伝えておく。「やめてください」でも「なんですか」でもなんでもいい。声さえあげれば注目が集まる。異常が生じたことがわかれば、院長としても「どうした」として現場に向かうことができる。何事も現場を押さえることが大事だ。

また、担当するスタッフをあえて変更して、問題とされる患者の行動を観察するのもひとつである。

こういったセクハラが発覚したときには、まずは口頭で注意することになる。すると、たいていのケースでは、そのクリニックに通わなくなる。さすがに自分のセクハラがわかったところに、あえて行きたいとは考えないだろう。女性にとっても安心できる。

もっとも、なかには確実な証拠があるのにもかかわらず、「自分はセクハラなどやっていない。言いがかりだ」と述べる者もいる。「やった」「やっていない」ということを、いくら当事者で話し合っても問題の解決にはならない。弁護士が代理人になって交渉しても、話し合いで解決するようなことはあまりない。

こういうときには、あえてこちらから裁判をすることもある。協議の場を、当事者同士のテーブルから、冷静に話を進めるため裁判所へと移すイメージだ。仮に何か言ってきても、「裁判のなかで主張されてください」と言って断ることになる。ひたすら相手の根拠のない苦情を聞くのが医師の仕事ではない。

いびつな恋愛感情は芽で摘む

なおケースとして難しいのは、純粋な恋愛感情があるようなときだ。院長としても人の恋路を邪魔するような意図はないだろうが、さりとて患者とスタッフの関係だ。「クリニックで自由にどうぞ」というわけにもいかない。

年配の男性から特定の女性スタッフに向けて、「日頃お世話になっているから」とプレゼントが贈られてくるときがある。女性スタッフにはその気がなく、院長の妻に「どうしましょうか」と相談が寄せられる。妻としては、「クリニックでは金品の授受は禁じている。さりとて患者からの好意だから」と、無下にすることもできずに頭を抱えることになる。

こういうときには、「申し訳ないが金品の授受はクリニックで禁じている」として、物品を院長名で返送しておくのもひとつだ。

あるケースでは、漫然とプレゼントを受け取っていたら、しだいにストーカーのようになってしまった。スタッフが怖がっていたので院長がたしなめると、逆上してきた。この事案では、仕方なく私が代理人として介入して、なんとか話を終えることができた。

いびつな恋愛感情というのは、ときに人を強烈に狂わしてしまう危険性を持つ。見境をなくしてしまい、何をしてくるかわからない怖さがあるため、対応にはくれぐれも注意していただきたい。

『クレーマーを特別扱いしてはならない』

病院勤務の場合には、たいていのクレームは事務局で処理してくれていたはずだ。これが院長となったとたんに、自分で対応せざるを得なくなる。

受付のスタッフには「うまく対応して」と指示するものの、うまくいかずに自分で対応することになる。いつまでも同じことを繰り返すクレーマーの言い分に、内心うんざりしながらも「そうですね」と苦笑いを返し、何も決まらず時間ばかりが経過する。

クリニックでよく目にする風景であり、かつクレーマー対応として間違っている典型的な事例であろう。**そもそも、スタッフへの「うまく対応して」という指示自体が間違っている。**そんなぼんやりとした指示で処理できるなら、誰も苦労しない。むしろクリニックの課題を特定のスタッフに背負い込ませてしまうことになり、労働問題になりかねない。

クレーマー対応はクリニックの問題であり、組織として対応するものである。個人で対応させるようなものではない。個人で対応すると、特定のスタッフがクレーマーの餌食になってしまう。

「待ち時間が長すぎる」「すぐに診察しろ」「自分の言うとおりに診断書を書け」など、クレーマーの要求内容は千差万別だ。**共通するのは、院長の都合に関係なく自分の要求を押し通すことだ。**クレーマーにとっては、自分の要求が直ちに実現すればいいのであって、ほかのことに興味はない。たいていの患者は真摯に診察を受けているのに、わずかひと握りの患者によってクリニックの平穏な時間が壊されてしまう。

医師は、医師になるまでの過程で、いきなり根拠もなく罵声を浴びせられるような場面に出くわしたことなど普通はないであろう。学校では成績優秀として位置付けられ、資格を取れば先生と呼ばれる。そういう環境のなかで育ったゆえに、クレーマーにたじろいでしまうのもある意味で仕方のないことだ。

そもそもクレーマー対応を体系的に学ぶような機会もない。そのため、いざ声を荒げられると対処がわからず、とりあえず相手の話を聞く。聞くだけならいいのだが、コトナカレ主義に陥ってしまい、クレーマーを特別扱いするようになってしまう。

こういった特別扱いは絶対にやってはいけない。クレーマーは自分が特別扱いされていることがわかると、「この院長は自分の指示に従う」と本能的に理解して、さらに要求を高めてくる。いつの間にか「今回限りの対応」が標準的な対応になってしまう。

院長としても「自分が間違った対応をしている」ということを認めたくないばかりに、さらに要求に応じてしまう。医師は、クレーマーの発言自体よりも、クレーマーに翻弄されてしまっている自分自身に苦しんでいる。

「もはや患者ではない」と決意する

患者を大事にするということは、患者の要求をありのまま受け入れることではない。**クレーマー対応におけるマインドセットとしてもっとも大事なのは、クレーマーはもはや患者ではないと決意することだ。**不当な要求をする者まで患者として対応していたら、医師の体がいくつあっても間に合わない。スタッフのモチベーションにも影響する。何より医師を信頼する患者を裏切ることにもなる。

院長から依頼を受けるときには、「当方に依頼をなさるということは、もはや医師と患者という関係にはなりません。クレーマーとして対応しますが、よろしいですか」と伝えるようにしている。いったん弁護士に依頼しておきながら、「外聞もあるので、そこまでは」と足を引っ張られるのはつらい。そういう中途半端な仕事をする気はないので、医師に覚悟を求める意味もある。

クリニックにおけるクレーマーは、たいてい自分が被害者であることを前提にしている。それゆえに対応がとくに難しい。実際には「弱い自分」を演出して、強気な交渉に出ているだけのことが圧倒的に多い。多くの真面目で優しい医師は、被害者であることを前面に出されると、根拠はなくとも「自分にも非があるのではないか」と不安になってしまう。嘘も真顔で言われ続けると真実性を帯びてくるものだ。

こういうときこそ、本当に自分の行為に問題点があって被害が出ているのかを冷静に考えてみる必要がある。このとき、自分ひとりではなく、必ず同僚や弁護士といった冷静な第三者の意見を聞いたうえで考えるべきだ。ひとりで悩んでいると泥沼にはまってしまう。

『慰謝料は相場を確認し、書面で残す』

ケースによっては、たしかにクリニックの対応に問題があるときもある。こういうときには、相手から慰謝料を要求されるであろう。しかし、「クレーマーから慰謝料を請求されたため、何も考えずに支払った」ということはあってはならない。

クレーマーは、根拠も曖昧なまま慰謝料という言葉を連呼することがある。慰謝料というのは、精神的な苦痛にともなう損害を金銭的に評価したものだ。精神的な苦痛は定量的に把握することができないため、見積書や領収書といった損害を基礎づける客観的な資料を要しない。クレーマーにとっては、根拠が曖昧でも主張できるため、多用するのかもしれない。

仮に慰謝料を支払うにしても、相場というものがある。金銭を支払う場合には、事前に弁護士に相談したほうがいい。弁護士であれば、過去の類似する事例から相場を提示してくれる。

そして実際に金銭を支払う場合には、弁護士に合意書を用意してもらってほしい。これは、二度とクレーマーから理不尽な要求をされないために必須である。場合によっては合意書のなかで、「将来において当該クリニックにおける診察を受けない」という取り決めをすることもある。いずれにしても、「終局的に解決をした」ということを明確に書面で残すことを心がけていただきたい。

2 繰り返される質問をこちらから終わらせる

『説明と納得を明確に区別する』

アルベール・カミュの小説に、「シーシュポスの神話」というものがある。シーシュポスは、神々からの刑罰として岩を山頂まで押し上げる。やっと押し上げるも、またすぐに転がり落ちてしまうというものだ。

人は、目的もなく同じことを繰り返すことで、過酷なストレスを受けてしまう。これは、クリニックにおけるクレーマー対応においても同じだ。院長のメンタルを本来的に蝕んでしまうのは、同じことを説明しても理解してもらえないことに対する徒労感にほかならない。

いつまでも同じような質問をされる。それに対して繰り返し丁寧に回答する。それが医師としての義務であることを疑わない。「患者に理解してもらえないのは自分の説明が不十分だからだ」と自分を奮い立たせ、もう一度穏やかな口調で「先ほどもお伝えしたように」と話しだす。内心ではわかっているはずだ。「これだといつまでも終わらない」と。

こういう状況に陥ってしまうのは、医師として説明と納得を区別して認識していないからである。**「丁寧に説明すれば、相手は理解して納得してくれる」というのは、心がけとしては立派ではあるが、現実には必ずしも成り立つようなロジックではない。**

クレーマーの場合には、いくら丁寧に説明をしても、たいてい納得してくれるようなことはない。納得してくれないからこそクレーマーともいえる。

このようなことをコラムなどで書いていたら、「医師に不満を述べればクレーマー扱いか」と批判を受けたことがある。だが、そういうことではない。

医師と患者で見解の相違が出てしまうのは、当然あり得ることである。見解の相違が出たときに話し合いで合意できればいいが、合意できないときもある。

そういうときに、いつまでも医師に面談を求めて、執拗に声を荒げ、責め立てるようなことが意見の表明方法として正しいとはいえない。本当に自分の意見が正しいと考えるのであれば、紛争解決システムとしての裁判を利用するべきだ。そのための裁判である。受付窓口に足繁く通い、他の患者お構いなしに振る舞うなどすべきではない。

説明責任を尽くすとは、説明するべきものを説明することであって、相手の納得の是非

を問うものではない。ある説明を受けて納得をするためには、説明を聞く側に「相手の説明を聞こう」という前向きな姿勢が必要である。クレーマーには、相手の説明を聞こうという意識がそもそもない。あるのは「自分の要求を実現したい」という思いだけである。聞く耳を持っていないのだから、いくら丁寧に説明をしても相手が納得することはない。むしろ自分の要求に整合するような話が出てくるまで、いつまでも「説明責任を尽くしていない」と反論するばかりである。医師にとっては、説明責任という言葉を人質に取られたようなものだ。

〝説明した〟という客観的資料を残す

医師は、自ら提供する医療行為について説明責任を負っている。医療行為にともなうリスクなどについて説明を十分にしていないと、事後的に損害賠償を請求されることがある。そのため医師としては、説明責任にナーバスにならざるを得ないものの、応召義務と同じで、どこまで説明すれば足りるのかが一義的にはっきりしない。すべて事後的に判断されることになるため、たじろいでしまう。これもまた医師特有の悩みだ。

ただ個人的な経験として、院長の説明責任違反がダイレクトに裁判における争点になったような事案を目にしたことはない。手術などの高度治療行為において説明責任が問題になることは珍しくないが、クリニックにおける普段の診察自体で「説明が不十分であったゆえに」というのは、事案としてあまり扱ったことがない。高度の治療行為を要する場合には、クリニックから地域の病院を紹介されるからであろう。そのため、説明義務違反と批判されるのは、もっぱらクレーマーとの話のなかで、ということになる。

個人的には、あまり説明責任に過剰に反応するのもいかがなものかと考えている。「どこまで説明すればいいか」というのは、答えのない質問にほかならない。「ケースによって異なる」としか回答できないであろう。たいていは、医師として説明を要するであろうと判断した範囲で説明をすれば、事足りるように考えている。

むしろ事後的な予防の観点からは、〝説明をした〟という客観的資料こそ重要である。争いになったときに予想される争点は、「説明した」「していない」というものだ。だからこそ、説明の内容及び時期が事後的に検証できるようにしておく必要がある。

例えば、クレーマーから何らかの事情について説明を求められたとする。口頭での説明に納得してもらえないようであれば、同内容を書面にまとめて相手に提供する。

　このとき、「そんな書類はもらっていない」と事後的に言われないように、配達証明付きの書留郵便など、相手が受け取ったことがわかる方法で郵送しておくといい。

　もっとも、たんに送付しただけでは、送付した事実は確定しても、送付した内容までは担保されない。そこで場合によっては、配達証明付きの内容証明郵便で送付することもある。この方法であれば、送付した書面の内容、つまり説明の内容についても郵便局において担保されるので確実である。

　内容証明郵便は、クレーマーに対して「今後は診察に応じない」という意思を表明する場合にも利用している。いつ、どういう経緯で断ることになったのかを証拠として確保しておくためである。**すべての対応は、逆算的に考えるべきである。**

『相手の要求内容を言葉で固める』

　知性というのは難儀なものだ。あるがゆえに、目の前の事象に戸惑うことがある。普段は合理的に判断ができる医師ですら、クレーマーの感情的な形相の前では冷静さを失って、非合理な行動に出てしまう。

クレーマーは、自分が被害者であることを当然の前提として要求を繰り出す。医師に考える隙を与えない。だからこそ、医師としても相手のペースに巻き込まれてしまう。**クレーマーからなんらかの要求がなされた場合には、「誰が何を要求しているのか」をまず確定させることが鉄則である。**

確認事項① 要求の主体は誰か

まずは要求の主体から考えていく。何かを要求することができるのは、原則として本人のみである。あたりまえのことのように聞こえるが、クリニックではあたりまえになっていない。クリニックでは患者自身よりも、家族や知人という第三者が前面に出て、院長に対してクレームを述べてくることが珍しくない。

家族といっても第三者。本来であれば、「なぜあなたが要求できるのか」と立ち止まって考えるべきところである。コンビニで後ろに立っていた客がいきなり「おつりが間違っているだろう」と声を荒げたら驚くはずだ。「なぜあなたが言う」と感じて当然だ。こんな不可解なことが、クリニックという聖域ではまかり通っている。

もちろん、人情からして家族からの不満を聞き入れるのは、医師としてあたりまえの姿勢であろう。本人を心配するがゆえに、家族が少々興奮気味になってしまうのは仕方のないことであって、それは医師としても受任できるレベルの話である。ただし、限度を超えた要求にはやはり対応するべきではない。**家族だからといって、当然のように本人に代わって何か要求できるわけではない。**

とくに、家族間の仲が悪い場合には、家族同士においても意見が相違しているときがある。家族たちの院長に対するスタンスもまったく異なるため、こちらが板挟みになるケースも散見される。しまいには、なぜか院長が家族間の調整役を担っているというときもある。

そんなことまで手を広げていたら、身体がいくらあってももたない。家族など第三者からの要求があまりにも苛烈であれば、「患者自身からの要望でなければ対応することはできない」とはっきり断ることも必要だ。

なお、家族や知人らが積極的に関与してくるときには、氏名と住所などの連絡先を確保しておこう。仮にトラブルになり弁護士に依頼するにしても、相手の氏名などが不明であれば、受任した旨の通知すら送付することができないからだ。トラブルになってからだと相手も警戒して、氏名や住所を明らかにしないことが多い。できるだけ早い段階で関係者の情報を確保しておくことは予防策になる。

確認事項② 要求内容は何か

次に、要求内容について固める。クレーマーは、あたりまえだが何かを要求する。だが要求内容がはっきりしているかといえば、必ずしもそうではない。**むしろ院長を困惑させるために、意図的に要求内容をはっきりさせないときも多々ある。**

典型的な発言として、「誠意を見せろ」がある。日本語としての「誠意」はありふれた表現ではあるものの、要求内容としてはいったい何を求めているのかわからない。ここが重要だ。

仮に意を汲んだ医師が金銭を提供したとしよう。このときに「恐喝ではないか」と指摘されても、クレーマーとしては、「院長が自発的に持参しただけ。金銭を支払えとはひと言も口にしていない」という反論を立て、うまく逃げるかもしれない。

落ち着いて考えてみると、クレーマーの要求内容は、たいてい曖昧で具体性に欠けることが多い。しかも、時間の経過によって要求内容が変わっているときもある。**要求内容が流動的であるために、対応する医師としても困惑してしまう。**

だからこそ要求内容を固定化させる必要がある。その方法のひとつとして、「要求内容を正しく理解したいため、書面にてご提示ください」と伝えることがある。要求内容が固まれば、対策も練りやすくなる。

クレーマーは、臨機応変に院長を言いくるめることができなくなるため、要求を書面で固定化させることに消極的だ。そういうときでも「当方としても書面で責任ある回答をさせていただきたいので、要求内容を書面で明確にしていただきたい。当方に問題点があれば遠慮なく書いていただきたい」とでも言って切り返す。ある事案では、クレーマーが「わざわざ書面など煩わしい」と言って終了した。

こちらの要求には応じてもらえず、一方的に「誠意を見せろ」などと言い続ける者もいるかもしれない。そういうときには、「誠意とは金銭的な要求ですか」とあえて具体的に質問していく。「そういう意味ではない」と否定されるだろうから、「それでは誠意の意味がわかりかねます。具体的にお伝えください」とたたみかけていくことになる。

曖昧な点を具体化するように質問する。これだけで話し合いのペースを自分に引き戻すことができる場合があるので、意識していただきたい。交渉を優位に進めるには戦略が必要なのであって、声の大きさが必要なのではない。**冷静に穏やかに語るだけでも論破する**

ことはできる。感情に感情で向かっていっても意味がない。そのための知性である。

確認事項③　主張に根拠はあるか

加えて医師がたじろぐ言葉に「個人情報」がある。病歴といったものは、個人として周囲に知られたくない情報の最たるものであろう。その意味を誰よりも理解しているがゆえに、院長も患者の情報管理にはセンシティブになっている。

そういうときに、クレーマーから「個人情報保護法違反ではないか」などと指摘されてしまうと、まずいことをしてしまったように感じて立ち止まってしまう。言葉は、それだけで思考と行動を止める力があるから恐ろしい。

実際には、クレーマーからの主張はまったく根拠がないものだ。個人情報保護法の意味もわからないまま、医師を威圧するために発しているだけだ。そもそも患者本人から手に入れた情報を患者自身に告げることが、個人情報の漏洩に通常なるわけがない。

「具体的にいかなる対応が個人情報保護法に反するのでしょうか。こちらも弁護士に確認してみます」と質問してみるといい。たいてい明確な回答がなされない。**わからないまま自分で考えて、自ら不安に陥るようなことがあってはならない。**不安であれば、本当に個人情報保護法に反するものであるか、弁護士に相談すればいいだけのことだ。

『執拗な電話は断り、切る』

一般企業ほどではないが、クリニックにおいても「クレーマーからの電話が止まらない」という相談を受けることがある。いくらネットが発達したといっても、いまだに電話は気軽なコミュニケーションツールとして現場で多用されている。気軽に使えるがゆえに、クレーマーからの執拗な要求の道具としても利用されてしまう。

電話のつらいところは、条件反射的に出てしまうことだ。クレーマーは、診療中であっても時間に関係なく電話をして、医師に取り次ぐように指示をする。「今は診察中ですから」と言って、納得してもらえるとも限らない。困り果てた受付から電話をまわされ、同じことを何度も言われる。こうなってくると、しだいに「電話が怖い」状態になってしまうだろう。

だが、相手が電話を切るまで付き合わなければならないという義務はない。それにもかかわらず、少なくない医師が電話の切り方がわからず、ひたすら相手に付き合っている。

クレーマーを相手にしたときの電話対応については、すでにたくさんの専門家の本やセミナーが用意されているので、必要に応じて参考にすればいい。それぞれの知見は経験に基づいたものであるため、スキルとして手に入れておけば、何かのときの参考にはなるはずだ。

ただ同時に強調しておきたいのは、スキルを手に入れたからといって、必ずうまくいくわけではないということだ。クレーマーにはさまざまなタイプの者がいるため、手に入れたスキルがうまく利用できるとは限らない。

つまり、「学んだスキルを披露しても電話が終わらないときにどうするか」を院長としては考えておかなければならない。スキルを学んだことだけで満足してしまうがゆえに、想定外の状況にあわてることになる。**トップとは、「最悪のその先」を見越して対策を練っておく者である。**

どうしても電話が終わらないときにどうするか。回答は極めてシンプルだ。「断り、切る」、それだけだ。たったこれだけのことではあるが、院長が実行するには相当の覚悟を要する。

執拗に電話をしてくることは、クリニックの業務に対する妨害行為にほかならない。声を荒げるなどしている場合には、電話の内容を録音しておくべきだ。自分のクリニックは自分で守るしかない。私の場合には、「このまま電話をしていても進展がありませんので切ります」と言って実際に電話を切る。場合によっては着信拒否にすることもある。

『わかっていても電話を切れないときに』

「電話を切ることも必要」と頭ではわかっても、実際に電話を一方的に切ることは、やはり院長にとって抵抗があるものだ。そこで、うまく電話を終わらせるひとつの方法についてお伝えしておこう。

手順①　相手の名前を呼び、交渉のペースを握る

相手がまくしたてるように話を続けるときには、まずいったん相手の名前を呼ぶ。「○○さん」と呼びかけると、相手も我に返っていったん話が止まる。

そこですぐに「そろそろ時間が来るので、いったんこれまでのお話をまとめさせてください」と切り出していく。「そろそろ時間が来るので」という言葉は、意味があるようでまったくない。それでも人間は「ので」と続けられると意味があるように感じてしまいがちだ。

例えばコピー機の列に並んでいるときに、「ちょっといいですか」と言われるのと、「急ぎの用事があるので、ちょっといいですか」と言われるのでは印象が違うであろう。急ぎの用事は自分にとってはまったく関係のないことだ。それでも急ぎの用事があると言われると、なんだか席を譲らないとまずいように感じてしまう。

このように、「ので」というのは交渉のペースを握るうえで意外と使える言葉だ。

手順② 聞いていることを印象づけるため、話をまとめる

そのうえで、これまでの話をとりあえずまとめてみる。ここでいきなり「長時間になったので電話を切る」というような提案をしてしまうと、相手の反発を受けて終わらない。

そこであえて「相手の話をよく聞いている」という印象を与えるため、話をまとめることを提案する。クレーマーとしても、自分の発言を整理されていると感じれば横槍も入れにくい。話を整理したうえで、クレーマーに内容に間違いがないかを確認する。

手順③ 「大事なことなので書面で」と提案し、電話を終わらせる

そして、「ご意見はよくわかりました。大事なことなので書面できちんと回答させてい

ただきます。わざわざ電話ありがとうございました」ということで話を終える。**電話でやりとりをしていたら終わりがないので、できるだけ書面でのやりとりにもっていく。**

このとき一方的に「書面で」と提案すると、たいてい反発を受けることになる。そこであえて「大事なことなので」というように言葉を添えておく。クレーマーに「自分のことを重視している」と感じてもらうようにするわけだ。誰しも自分が重要視されていると感じれば悪い気はせず、反抗的な態度をとりにくい。最後は「ありがとうございました」という言葉で話が終わった雰囲気を醸し出す。

一見すればありきたりのやりとりのようであっても、背後には人間心理を考慮した策があることがわかっていただけたであろう。**交渉の上手な人の手にかかれば、相手もなぜ自分が提案に応じたのかわからないものだ。**完璧な自然さを意図的に演出しているからである。

書面でのやりとりのポイント

最後に、書面でやりとりをするときのポイントについて述べておく。

クレーマーとのやりとりは、できるだけ電話ではなく、書面でのやりとりに落とし込む。書面であれば執拗な電話に悩むことがないだけではなく、交渉のやりとりを記録化しやすい。事後的に裁判になったときでも証拠として活用できる。

ただし、**こういった書面のやりとりにおいては、医師としての回答は必要最小限の範囲にすることを心がけていただきたい。** クレーマーのなかには、院長からの手紙の一言一句に対して「これはどういう意味なのか」と詳細に照会してくる者もいるからだ。このようにして何度か書面のやりとりをしていると、しだいにクレーマーも興味を失い、話が終息することも多い。

ただ、なかには無尽蔵とも思えるエネルギーをもって、「あれはどうだ」「これはどうだ」と書面を送り続ける者もいる。すべての書面に回答していたら、終わりがないことになる。あまりに書面が続く場合には、「今後は返信の必要があると判断した場合のみ、返信させていただきます」と通知して返信をしないという対応も検討するべきである。

3 「今すぐ会わせろ」には応じない

『興奮した相手はイントロで鎮める』

クリニックにおけるクレーマーとのトラブルは、診察室よりも受付で突発的に生じることが多い。スタッフに対する威迫もあれば、患者同士の喧嘩のようなものもある。受付での出来事であるため、院長も自分の目でトラブルが生じたプロセスを見ているわけではない。

当事者がヒートアップしてきたところで、受付のスタッフから「先生、ちょっと」と声をかけられて、事態を把握することになる。そのため、事態を把握することが簡単ではない。

また受付にも常時複数名がいるとは限らないため、状況について把握しきれていないこともある。院長は、事実が曖昧なままクレーマーに対応しなければならず、なかなか自信を持った対応をすることができない。

こういうときに、院長が興奮した相手にいきなり「落ち着いてください。診察中です」と伝えるのは、あまりいい方法とは考えられない。「落ち着いてください」という言葉の響きには、どこか教条的な響きがある。ある院長は、「なぜ上から目線なのか。こちらは被害者だ」と言われたことがあるという。

たとえ院長にそういった意識がなくても、興奮したクレーマーは、真摯に語りかけられた言葉すら曲解して、さらなる不満のエネルギーにしてしまう。それゆえ、イントロにはくれぐれも気をつけるべきだ。**イントロとしては、「何か御迷惑をおかけしたのであれば申し訳ないです。どうされましたか」というのが個人的な経験からしても適切だ。**

セミナーでそう説明をすると、「いきなり謝罪するようで、おかしいのではないか。最初からクリニックの非を認めたことにならないか」と質問を受けることがある。

世の中では、「謝罪すれば責任を認めたことになる」という説が、まるで唯一の真実のようにまかりとおっているから不思議だ。読者も「交通事故で先に謝罪したら、全面的に責任を認めたことになる。だから絶対に謝罪してはならない」という都市伝説を耳にしたことがあるかもしれない。さすがに社会は、そこまで殺伐としたものではない。

事故の直後というのは、事実として何があったのか、まだ判然としない状況だ。そのなかでお詫びをしたからといって、それだけで裁判所が一方の過失を判断するようなことはない。そんなことが認められたら、誰も怖くてお詫びの言葉を発することができなくなる。むしろ、自分の過失に関係なく「トラブルになって申し訳ない」と言葉を添えるのは、ひとりの人間として、ある意味ではあたりまえの態度であろう。最初にきちんと声をかけるからこそ、お互いが冷静に話をできる環境にもなる。

そのためクレーマーに対しても、まずはお詫びの言葉をかけてみるといい。ここでは、具体的な事実についてお詫びをするものではないことがポイントだ。**「不快な思いをさせて申し訳ない」「気分を害したのであればお詫びする」など、日本語には意味があるようでまったく意味のないお詫びの言葉というものがある。**意味がないからこそ、口にしたところで何かの事実を認めたことにもならない。

クレーマーは、先生と呼ばれる者が、自分に対してお詫びの言葉をかけたということだけで冷静さを取り戻す傾向がある。お詫びの言葉をかけられて、「なんでお詫びするのか」とさらにたたみかけてくるような者はいない。

クレーマーとしては、「院長から何か言われるだろう」と身構えている。その段階で何を伝えても、さらに反論を受けて議論になってしまうことは目に見えている。そうであれば、まずはお詫びの言葉で相手の想定を崩してみる。肩すかしを受けた相手は、次の対応を見失い、混乱することになる。

そのような状況下で、すかさず「ほかの患者の方もいらっしゃるので、診察時にゆっくり話を聞かせてください」と言って場を収める。受付でほかの患者がいる前で話をするのは、クリニックの雰囲気という観点からもいいことではない。

「やむを得ない事情」で終わらせる

クレーマーは、「すぐに院長につなげ」など即時の行動を促す傾向が強い。このとき、言われるままに時間を確保することは避けるべきだ。

いったん応じてしまうと、相手のために時間を確保することが当然のことになってしまいかねない。診察を受けようとして来ているのであれば、容態が悪いといった特段の事情がない限り、他の患者と同じように対応し、順番を待ってもらう。

ただし内容によっては、あらためて別の時間を用意するのが適切なときもある。このとき注意したいのは、**面談は、できるだけ昼の休憩時間を指定すべきであって、診療終了後**

の時間を指定するべきではないということだ。

ある医師は、他の患者に見られないように診療終了後の時間を指定したら、いつまでも話が続いてしまい、弱ってしまったそうだ。面談が始まる前に、「終わる時間」というものを設定しないと、いつまでも話し合いに付き合わざるを得なくなってしまう。だからといって、最初から「話し合いは1時間しか応じません」というのも、なかなか難しい。「人の話を聞く気がないのか」とクレーマーから反発されるだろう。

そこで、午後の診察が午後2時開始であれば、午後1時などに面談の時間を指定する。午後2時になれば、「申し訳ないが、午後2時から診察が開始される。今日はここまでしか対応できない」と言うことで、話を終えやすくなる。

クレーマー対応のすべてに共通することであるが、できるだけ「院長の自発的な判断」ではなく、「やむを得ない事情」で話を終わらせるようにするべきだ。そうすれば、クレーマーとしても批判の矛先を院長にダイレクトに向けることができなくなる。

クレーマーと面談する際の注意点

では具体的にクレーマーと面談をする際の注意点について、いくつか確認していこう。

注意点① 院長ひとりで対応しない

まず、面談をする場合には、院長がひとりで対応するようなことはしない。他のスタッフにも同席してもらうようにする。とくにクレーマーが女性であれば、女性のスタッフに同席してもらうべきだ。

こういった面談は、たいてい診察室といった外部から遮蔽された場所でなされる。そのとき、男性の院長ひとりで対応していたら、「セクハラを受けた」「威圧的な態度をとられた」など、本来のクレーム内容とは違う批判を受けるときがある。

院長にとって青天の霹靂ではあるが、遮蔽されているがゆえに、事実無根のことでも反論に苦慮するときもある。診察室に防犯カメラを設置することも、患者のプライバシー保護の観点からできないだろう。

そこで、あえて女性のスタッフを同席させることで、不当な行為がなされていないことの証人になってもらうということだ。**同席してもらったスタッフには、相手とのやりとりを記録する役割を担ってもらう。**こういった記録は、事後的に裁判になったときに院長を守る証拠になるので、できるだけ詳細に作成しておく。

なお医療従事者は、他の職業に比較して記録をとることに長けている印象を受ける。やはり日頃の業務で記録というものに触れることが多いからであろう。

注意点②　即断しない

面談をする際には、クレーマーを前にして、何かを即断するようなことはしてはいけない。興奮したクレーマーは、自分の要求を押し通すために、無理難題であっても「その場での決定」を強く求めてくる。こちらに考える時間をあえて与えないようにしてくる。

判断を求められた院長は、相手の迫力に押されて「この場で結論を出さないと話が終わらない」と誤解し、十分な検討もしないまま決定をしてしまう。こういった「その場の判断」は、たいていクリニックに一方的に不利なものになる。されど医師は、「自分が口にしたことだから」ということで応じてしまい、泥沼にはまってしまう。

ビジネスの世界では、スピードが重視されている。**されどクレーマー対応においては、**

必ずしも速いことが適切な対応とは限らない。拙速な判断は場当たり的な対応を生み出し、さらに問題を複雑化させてしまうものだ。

クレーマー対応では、「急げ」と突き上げてくる相手に対して、あえて時間をかけて対応するのもひとつの方法である。クレーマー対応は、ひとつの交渉。交渉においては、相手にペースがあるように、こちらにもペースがある。相手のペースにすべて合わせる義務などない。

注意点③ 特定のスタッフに丸投げしない

本来であれば、クレーマーに対しては、決裁権限のある組織の長が自ら対峙するべきではない。例えば一般企業で社長が前面に出てしまうと、「その場」での判断を求められてしまうため、あえて社長には交渉の場に出ることを控えてもらうことが多い。社長の代わりに部下に出てもらう。部下としては、何かの判断を求められても「決裁権限がないので持ち帰って検討します」と言い訳をすれば、現場での判断を回避することができる。

これがクリニックでは、なかなかできない。組織の長である院長がクリニックにいるのは、誰の目にも明らかであり「今日は所用で不在」という弁解もできない。事務長といっても院長の妻あるいはベテランのスタッフでしかなく、院長に代わって対応してもらうというのもなかなか期待できない。

このように、「院長の代わりを用意できない」というのが、クリニックにおけるクレーマー対応が難しい大きな要因のひとつであろう。つまり院長が自分でやるしかない。

こういうときに、煩わしいからといって、特定のスタッフに丸投げすることだけは絶対にしてはいけない。あまりにも精神的な負担が大きく、メンタルヘルスに不調をきたすことがある。そのうえ、院長の姿勢を見限った優秀な人材が退職してしまうことにもなりかねない。

注意点④　録音する

相手が興奮して罵声を発するようなことが予想されるようなケースでは、面談内容を録音しておこう。**このとき、秘密裏に録音するのではなく、あえてICレコーダーを相手から見える机上に置いておくことがポイントだ。**

録音の目的は、発言内容を確保することではなく、不適切な発言を抑止することだ。人は、自分の発言が録音されていると認識すれば、不用意に発言することができなくなる。

これはクレーマーにしても同じだ。声を荒げた状況などが記録化されると、自分が不当な要求をしていることが証拠として確保されてしまうために、言葉を選ぶようになる。

だからこそ、録音をしていることがあえてわかるようにする。「御主張を正確に把握させていただきたいので、録音させていただきます。クリニックのルールなので。必要であれば、いつでもコピーを差し上げますのでお伝えください」と伝えて録音を始めることになる。相手としても、「コピーを提供される」と言われると、明確に反論することができない。

それでも、「録音などするな」と声を荒げる者もいる。そういうときには、「そうやって声を荒げられる方と冷静な話し合いができるとは考えられません。録音もできないような話し合いに応じる意思もないので、お帰りください」と明確に拒否する。それでも居残るのであれば、警察を呼ぶほかない。

なお、**間違っても相手だけが録音しており、こちらが録音していない状況で話し合いに応じるようなことだけはあってはならない。**院長は、「自分の発言は録音されている」という不安に駆られて、冷静に発言することができなくなってしまう。

そういうときには、こちらもスマホで録音する、あるいは「一方的に録音される状況では私としても萎縮します。そのため、このような状況では話し合いに応じることができません」と言って、話し合いを拒否するなどの対応をすることになる。

『考える前に警察を呼ぶ』

院長のなかには、弁護士に依頼すれば直ちにクレーマー問題が解決すると誤解している方がいる。そんな都合の良い話はない。依頼を受けたとしても、常時弁護士がクリニックにいるわけではない。クレーマーがいつ受付にやってくるかなど、誰にも予測できない。突然やってきたときに院長から電話をもらっても、弁護士としてできることなど高が知れている。せいぜい電話越しにクレーマーに帰るように指示するくらいだろう。それで帰ってくれたらいいが、帰ってくれるとは限らない。

受付が混乱して業務に支障が出たときにできることは、ただひとつ。警察を呼ぶことだ。警察を呼んでしまえば、たいていの混乱は一気に収束する。

「患者でもあるクレーマーの行為が、犯罪になることがあるのか」と疑問を抱く人もいるが、態様によってはもちろんある。声を荒げれば、暴行罪や威力業務妨害罪が成立することがある。謝罪を強要すれば強要罪が問題になるだろう。さらに「帰れ」と指示して帰らなければ、不退去罪という犯罪にもなりかねない。このように、クレーマーの行動がときに犯罪行為になることもある。

というのが教科書的な説明になるのだが、混乱する現場で院長が個別の犯罪の成否を考える余裕などあるはずがない。そんなことを考える間に事態はさらに悪化していく。しかも、顧問弁護士がいれば直ちに相談して意見を求めることもできるだろうが、そういった弁護士がいなければ、いきなり意見を求めることも難しい。だから犯罪の成否なんて考えるべきではない。**考える前に、いっそ警察を呼んでしまったほうが早い。**

このようにアドバイスをすると、「でも実際に警察を呼んで犯罪にならなかったら、問題にならないか」と質問をされることがある。警察を呼んだことが問題になるようであれば、誰も怖くて警察を頼ることとなんてできない。自信を持って警察を呼ぶべきだ。

そもそもクレーマーに対して警察を呼ぶのは、犯罪を認知して逮捕してもらうことが主眼ではない。院長としても、「この人を逮捕してほしい」と強く望むようなことも、あまりないはずだ。「とりあえず帰宅してもらって、クリニックが平穏な状態に戻ればいい」というのが本音であろう。**警察を呼ぶ目的も、クリニックの平穏を回復するためと割り切っ**

たほうがいい。

実際には、警察がやってきて当事者の話を聞く。そのうえで「今日はいったん帰ってください」とクレーマーにもアドバイスしてくれるものだ。クレーマーも警察の話は無下にできないために、しぶしぶ帰宅していくことになる。あとは警察に事情を説明することになる。顧問弁護士などがいれば、警察への事後対応を依頼するのもひとつであろう。

「警察を呼ぶ」というのは、クレーマーにかなりの影響を与える。クレーマーは、「院長は外聞もあるから、警察を呼ぶことはない」と高をくくっている。**クレーマーは、世間体を気にする院長が、本当に警察を呼ぶことはないものと考えているからこそ、実際に呼ばれてしまうと驚いてトーンを一気に下げるものだ。**

もちろん、あらゆるケースで警察を呼べばいいというものではないが、必要な場合には遠慮なく呼ぶべきだ。当事者としても、逮捕はされずとも「やり過ぎると再度警察を呼ばれるかもしれない」と意識して、不当な要求をやめる。警察を呼ぶことは、院長の本気度を示すことにほかならない。

『事前に最寄りの警察に相談しておく』

このように、警察を呼ぶことは効果的であるにもかかわらず、「なかなか警察までは」という院長が圧倒的に多い。警察を呼ぶことによる風評被害や、クリニックに警察がやってくることへの不安などから、どうしても110番を押すのに躊躇するようだ。

だが冷静になっていただきたい。警察を呼んだからといって、本当に風評被害となるのだろうか。普通の人であれば、「医師も大変だな」と同情するであろう。今まで「警察を呼んだことによる風評被害で、クリニックの経営がピンチになった」という話など耳にしたことがない。

むしろクレーマーを野放しにしていることが、経営を危機に陥らせる可能性がある。ある病院では、長期間にわたりクレーマーの対応に苦慮していた。いろいろな弁護士に相談したものの、「円満に話し合い」などと抽象的なアドバイスを受けるばかりで効果がなかった。

そこで私の事務所に来た際に、「それなら警察を呼んでください」とだけアドバイスをした。病院として不安はあったものの、指示に基づき警察を呼んだ。その場はいったん騒然としたが、警察が粛々と対応し、すぐにいつもの平穏な病院になった。そして長年のクレーマーは、二度とやってこなくなった。「もっと早く相談すればよかった」と今でも感謝されるが、私は何もやっていない。すべてを解決したのは、現場の責任者の決意である。

いきなり警察を呼ぶことに抵抗があるようであれば、事前にクレーマーの被害を受けていることを最寄りの警察に相談しておくといい。先の病院の事例でも、最寄りの警察に事前に相談しておいてもらった。警察の担当者からは、「何かあれば呼んでください」と声をかけてもらっていた。このひと言があったからこそ、担当者も「いざ」というときに躊躇することなく警察を呼ぶことができた。

つまるところ警察を呼べないのは、「本当に警察を呼んでいいのか」という疑念を抱くからだ。これが事前に相談して「呼んでください」と言ってもらえていれば、ずいぶん心理的ハードルは低くなる。もしもひどいクレーマーに悩んでいる場合には、弁護士のみならず、最寄りの警察にも相談しておくことをお勧めする。相談を求めれば警察は対応してくれる。

逆にいえば、相談がない限り、警察としても対応できない。何事も自分から動きださないと解決できないということだ。

第4章

弁護士との上手な付き合い方

～弁護士はあなたのそばにいる～

1 そこに紛争があれば弁護士は考える

『弁護士は〝悪しき隣人〟なのか』

「良き法律家は悪しき隣人」という言葉があるが、「良き医師は悪しき隣人」という言葉はない。同じく「先生」と呼ばれることの多い職業であるにもかかわらず、ずいぶんと社会におけるイメージが違うものだ。

そもそも、「法律事務所に相談に行っていることを知られたくない」というニーズも少なくない。それほど弁護士という仕事は、普段の暮らしと縁遠い存在なのかもしれない。ビジネスとしてさまざまな医師と付き合うようになって、驚いたことがある。**それは、「懇意にしている弁護士がいる」という医師があまりにも少ないことだ。**「同級生にいることは知っているけど、あまり交流がない」「名前は知っているが面識はない」という言葉を何度も耳にしてきた。

弁護士との付き合いがなければ、クリニックの課題を解決するうえでの活用の方法もわからないであろう。以前、「クレーマーにも対応してくれるのですね。助かりました」と言われ、卒倒したことがある。それを言われてしまうと、こちらのビジネスが成り立たない。医師にとって弁護士は、医療過誤に対応するだけの者ではない。

「弁護士とは何か」ということについては、さまざまな意見があるであろう。**私自身は、弁護士という仕事を紛争解決業と定義してサービスを提供している。**誰かに媚びを売ることもなければ、冷遇することもない。報酬をいただき、淡々と問題を解決し、クリニックを平穏な状況に戻すのが自分のビジネスと割り切っている。

こういった視点で、院長が労働問題あるいはクレーマー対応といった人の問題を、弁護士に依頼することのメリットについて整理していこう。

【弁護士に依頼するメリット】

メリット①　交渉窓口を変えられる

ひとつ目のメリットとしては、交渉の窓口を院長から弁護士に変更できることが挙げられる。

院長は、診察のみならず、クリニックのすべてに責任を負わなければならないために多忙だ。ひとつの問題にいつまでも時間を割くわけにもいかない。それに人の問題には慣れていない。そのため、弁護士に解決を任せることになる。

院長からのオーダーは、「このようにしてください」という具体的なものは滅多にない。たいていは「対応がわからないので困っています。すべてお任せしますので、よろしくお願いします」といった類いのものだ。簡単に表現すれば、「うまくやってくれ」ということであろう。

弁護士がコンサルタントやアドバイザーと根本的に違うのは、クリニックの代理人として相手と直接交渉をすることができることだ。弁護士ではない者が、安易に代理人として院長の代わりに対応していたら、弁護士法違反になりかねない。医師としても、弁護士資格を有していない者が「私にお任せください。先生に代わってうまく対処しておきます」と言ってきても、依頼するべきではない。

弁護士を代理人に選任すれば、今後の交渉の窓口は弁護士に任せることができる。つまり、院長自らが相手に直接対応する必要はない。

弁護士は、依頼を受ければ相手に受任した旨を通知する。このとき、①今後の交渉の窓口は弁護士であること、②院長をはじめとしたクリニックの関係者に直接連絡を取ることを控えるよう通知する。

「なぜ弁護士が出てくる。お前は関係ない。院長は逃げるのか、院長を出せ」と息巻く相手もいるが、気にすることはない。弁護士に依頼するかどうかは院長の都合であって、相手の同意を要するものではない。

弁護士に依頼するだけで、院長は交渉の場面から離れて本来の業務に集中することができる。あとは弁護士と打ち合わせをしながら展開していくことになる。もっとも、いくら「弁護士に一任」といっても、あくまで当事者は院長であることに変わりはない。弁護士は、院長の方針を確認しながら交渉を進めていくことになる。

弁護士が代理人に就任しても、直接院長に連絡をしてくる者もいる。こういうときには、「弁護士に一任しているから、弁護士に連絡してください」と回答してもらう。ここで温情的になって院長自らに対応されると、交渉の窓口が弁護士以外にも存在することになり、混乱を招く。「窓口はひとつ」が交渉の鉄則。勝手に対応されると、依頼を受けた弁護士としても立つ瀬がない。

メリット②　感情論から抜け出せる

次のメリットは、問題解決プロセスを感情論からロジックへ変更できることが挙げられる。

院長とトラブルになったとしても、相手はスタッフあるいは患者でもある。まったくの他人という立場で接することができないがゆえに、曖昧な態度に終始してしまう。

感情はときに解決を難しくする。いったん成立した当事者間の関係を自力で修正していくのは、簡単なことではない。思いやりがあるほどに難しくなるものだ。

弁護士には、そういった感情的なしがらみがない。労働問題もクレーマー対応も、突き詰めれば法律的問題であり、ロジックで解決されるべきものである。

私はいつも、「相手の心情にそった解決こそ必要である」と述べている。だがそれも、あくまでロジックが前提の話である。ロジックが成立したうえで、一条の赦しがあるからこそうまくいく。温情だけで解決を目指していたら、言われるがままで終わってしまう。

メリット③　ゴールをかたちにできる

最後のメリットとして、ゴールがかたちになることも指摘できる。人の問題の難しさは、何が解決、つまりゴールなのか、誰もわからないまま争いになってしまうということだ。ゴールのないまま解決を模索するのは、地図を持たぬまま旅を続けるようなものだ。

あらゆる問題は、解決できるものと解決できないものに区別される。人の問題においては、解決できる部分と解決できない部分が混在しているために、全体としてのゴールを設定することが難しい。ゆえに、**解決できない部分は切り離し、諦める。解決できる部分は解決して、全体として終わらせる。それが人の問題を解決する際の基本的な姿勢になる。**

弁護士であれば、法的観点から切り分けをして、事案におけるゴールを提示することができる。ゴールが設定されれば、あとはそれに向けて歩みを進めることになる。

慰謝料などにしても、過去の事例からの相場観に照らし合わせ、現実的に妥当な数字を算定することができる。院長としても、必要に応じて経済的負担をするのはやむを得ないと考えているものだ。ただ人間心理として、自分だけ過大な負担を強いられるのは納得できないであろう。弁護士から「これは他の事案と比較しても妥当なもの」とひと言添えられることで、少しは安心できるものだ。

『あなたにとっての頼れる弁護士を見つけ出す』

弁護士に依頼することを決意すれば、次に、どの弁護士に依頼するかという問題が出てくる。ネットで検索すれば、数え切れないほどの法律事務所が表示される。あたりまえだがホームページには前向きなことしか記載されていないため、選択するのも容易ではない。弁護士は、同じ問題であっても人によってアプローチの仕方がまったく違う。例えば私の場合、たとえ玉虫色の解決と揶揄されようが、話し合いで迅速に解決することを基本にしている。これに対して、訴訟をして、時間をかけてでも白黒つけることをよしとする弁護士もいる。

いずれが適切というものではなく、いかなるポイントを重視するかという違いである。**そのため弁護士に依頼する場合には、面談のうえ、実際に話を聞いてみることが何より大事だ。**話をしてみれば、弁護士の雰囲気あるいは基本的な方針についてイメージをすることができる。逆にいえば、会ってみて「何か違う」という印象を受けたときには、ほかの弁護士を探すべきだ。

人の問題で苦しんでいるときには、「とにかく早く弁護士に手放したい」という気持ちから、焦って弁護士に依頼しがちだ。こういうときこそ、ひと呼吸置いてから行動するべきだ。

ここで、弁護士を選択する際のポイントをいくつか挙げておこう。

ポイント①　信頼できる士業に聞く

実際に弁護士を探すときには、信頼できる税理士あるいは社会保険労務士といった士業の方に意見を聞いてみるといい。日頃から付き合いのある士業であれば、自分の評判に傷がつかないようにと、信頼できると判断した弁護士を紹介してくれるはずだ。

また同じ士業であるために、弁護士の力量についてもおおよそ把握しているものだ。

ポイント②　コミュニケーションがとりやすいか

弁護士を選択するときには、コミュニケーションがとりやすいかをひとつの基準に持っておく。多忙な医師がクリニックをわざわざ閉めて、法律事務所で繰り返し打ち合わせをすることなど現実的ではない。

例えば私の事務所では、初回の面談はクリニックに伺って実施することが多い。これは多忙な医師への配慮もあるが、弁護士としてクリニックの雰囲気を把握したい意向もある。スタッフの挨拶の様子、晴れの日に傘立てにある傘の本数、受付の雑誌の管理状況など、無意識の場所にこそ院長の姿勢は見えてくるものだ。

そのうえでメール、ビジネスチャットあるいはウェブ会議などで話を進めていく。できるだけ院長の時間を拘束せず、かつスムーズに話を進めることができるように、システムを作っている。「いつでも相談できる」という安心感こそ、私の事務所が提供しているものだ。

ポイント③　質問は的確か

そのうえで、私の事務所では、院長に対する質問の仕方にこだわっている。**問題解決に向けたコミュニケーションがうまく機能するためには、弁護士から発する質問の質が重要である。**

そもそも、院長は人の問題で頭を抱えており、自分がどういう状況にあるのかすら明確には認識していない。そういうときに漫然と質問すると、院長も回答に困ってしまう。

これは院長が悪いのではなくて、明確な回答を導くことができない質問の仕方に問題があるはずだ。あるべき回答は、あるべき質問からしか導き出すことができない。いい質問がなされれば、それだけで回答の道筋ができたようなものだ。

弁護士と会話をしていて、「質問の内容がわからない」「質問の意図がわからない」ということを感じたなら、それはコミュニケーションがうまくいっていないことの証左である。いったん弁護士と議論を整理したほうがいい。

それでも違和感が払拭できないのであれば、弁護士の変更も検討するべきだ。

ポイント④　方針が本当に合っているか

いったん事件を依頼したからといって、「その弁護士」に依頼し続けなければならないというものではない。**弁護士との相性は、依頼してみなければわからないのも事実だ。依頼して「自分の方針と違う」と考えれば、他の弁護士の意見を聞いてみるのもひとつであろう。**医師にセカンドオピニオンがあるように、弁護士にも同じことがいえる。

そのうえで、弁護士を変更することも含めて検討していくことになる。弁護士との契約は、いつでも解除することができる。

個人的な経験からしても、方針が合わず、受任後に解任されたことがある。それは喜ばしいことではないが、「自分の力が不足していたもの」と割り切っている。依頼者にとって、それがベストな選択となるのであれば仕方のないことだ。

このようなポイントを考慮しながら、あなたにとっての弁護士を選択していく。場合によっては、変更することも検討しながらだ。

ただし弁護士を変更する場合には、事件の引き継ぎに留意する必要がある。弁護士の変更は、あくまでこちらの都合。交渉の相手には関係のないことだ。他の弁護士が決まっていない段階で弁護士を解任してしまうと、弁護士不在の空白期間が生じて交渉に混乱を来しかねない。弁護士を解任する場合には、できれば次の弁護士に当たりをつけたうえで実施するべきだ。

弁護士が変わって対応方針が大きく変われば、相手から反発や批判を受けることもあるので、後任の弁護士とは方針についてよく詰めておこう。

『費用を確認しておく』

弁護士に依頼する場合にもうひとつ注意するべきことは、弁護士の費用についてだ。院長は目下の悩みから解放されたいがために、「費用はいいですから早く」と、とかく前のめりになりがちだ。こういうケースほど、事後的に費用のことでトラブルになりやすい。

医療の場合には、医療保険制度を前提に診療報酬が確立している。つまり「標準的な報酬」というものがある。そのため自由診療でもない限り、患者と治療費の金額で揉めるようなことは想定しにくいだろう。

これに対して弁護士費用については、各弁護士の裁量に任されている部分が大きい。そのため、同じ事件であっても弁護士によって費用が異なる。

しかも弁護士の提供するものは、カタチがあるものではなく、リーガルサービスという目に見えないものだ。そのため、「想定していない高額な費用を事後的に請求された」ということになってはいけない。そこで事前に「何をどこまで」対応してもらえるのかを明確にしたうえで、費用についてはっきり確認しておくべきだ。

弁護士にとっても、クライアントと費用で揉めるのはもっともつらい。そういう事態に陥らないためにも、きちんと費用については説明を求め、納得のうえ契約をすることを心がけていただきたい。

信頼できないクライアントもいる

これまでは、依頼する側の視点から話を進めてきた。ここでは視点を180度変えて、弁護士の視点でクライアントを眺めてみよう。

月並みな表現であるが、クライアントと弁護士をつなぐのは、たんに委任契約のみではない。人としての信頼関係である。「この人は信頼できる」と感じればこそ、代理人として相手と交渉をすることができる。

すべての人と信頼関係ができればいいのだが、なかなかそうもいかない。信頼できない人からの依頼は受けることができない。見解の相違から事後的に辞任せざるを得ないときもある。

ここではあえて、「こんなクライアントはつらい」というパターンをいくつか提示しておこう。弁護士をうまく活用するためには、依頼する側にも求められる姿勢があるはずだ。

パターン①　決定できない

　まず**決定できないクライアントはつらい。**弁護士は、代理人として相手に直接対峙することができるものの、本人ではない。最終的な判断をくだすのは院長しかいない。弁護士ができるのは、解決に向けたいくつかの選択肢を提示するくらいが関の山だ。院長には、その選択肢のなかから決定してもらうことになる。

「最適な選択肢を提示するのが弁護士の役割ではないのか」という批判を受けることもある。だが将来のことなど誰にもわからない。そんななかで、客観的に最適な選択肢などあるはずがない。**いかなる選択肢にもメリットとデメリットがある。ゆえに、守るべきものに優先順位をつけ、選択肢を絞っていくことになる。**この優先順位は個人の価値観そのものであるため、弁護士が一方的に決めることができるものではない。

　もちろん弁護士は、これまでの選択肢から「この選択が院長のニーズを実現する観点からは最適と考える」というアドバイスはできる。だができるのはここまでであり、さらに踏み込んで「これしかない」と言う立場にはない。

　そのアドバイスを受け入れて決定したとしても、物事がうまくいかないことも当然ある。そのとき「弁護士のアドバイスを受け入れたのにうまくいかなかった。おかしい」と言われても困る。いかなる決定であったとしても、院長ひとりが責任を負担するほかない。それがクリニックを経営するということである。

院長のなかには、選択を誤ることを過度に恐れて、いつまでも決定することができない人もいる。これでは弁護士としても事件を進めることができず、対応に苦慮する。**成功も失敗も決定したあとの話である。何も決定しなければ、現状は悪化するばかりだ。**

ある事案では、決めきらない院長にしびれを切らした妻から、「その方針で進めてください」と連絡があった。私はそれを断り、「これはあくまでクリニックの問題です。院長が問題から逃げるのであれば、すべての経営を手放すことになります」と伝え、院長からの回答を求めた。

院長を支えることと、院長の代わりに判断することとは意味が違う。周囲が院長のためにすべてをお膳立てしていれば、いつの間にか院長の椅子に黴が生えてしまう。問題があるからこそ、院長が自分で決定する。少なくとも私はそういった院長の依頼しか受けない。

パターン② 自分の正義にこだわりすぎる

自分の正義にこだわりすぎるクライアントもやりにくい。世の中のトラブルにおいて、一方に全面的に非があるということは滅多にない。実際のところは、双方に落ち度があるのが一般的である。それにもかかわらず、医師のなかには、自分の非についてまったく認めることができない方もいる。むしろ、相手を徹底的に追い込むことしか考えていない。

こういう方は、自分のプライドが邪魔をして問題を解決することができず、フラストレーションばかりがたまる。そのうえ裁判で負ければ、自尊心を著しく傷つけられることになる。「負けた」という事実を受け入れることができない。

徳川家康の遺訓と言われるもののなかに「勝つことばかり知りて、負くることを知らざれば、害その身に至る」というフレーズがある。経営に通じるものがある。

院長は、たいてい負け知らずの人生だ。難関とされる医学部に入り、国家試験に合格し、見事にクリニックを経営している。負けを知らないからこそトラブルに巻き込まれるという面も少なからずある。**自分の価値観や正義を語るときには、強い存在であるがゆえに、抑制的であるべきだ。**「こうあるべき」というのは、理想論としては立派ではあるが、すべての人に妥当するものではない。

弁護士の提案する解決案は、ときに院長からすれば「こちらが譲歩しすぎている」と見えるであろう。だが弁護士は、問題を解決してクリニックを守るという現実的見地から解決策を提示している。それを頭ごなしに否定されては、弁護士としても本来なら解決できるものすら解決できない。

パターン③　嘘をつく

最後に、**嘘をつく医師もつらい。**「弁護士に依頼しながら嘘をつく者がいるのか」と疑問に思われるかもしれないが、医師に限らず、少なからずいる。

本人としては、弁護士を騙す意図はおそらくないのだが、自分のプライドから事実を語ることができない。人間とは複雑な存在だ。

よくあるのが、男女関係のもつれがトラブルの原因になっている場合だ。労働問題として呼ばれて話を聞いていると、クライアントの説明がどうもはっきりしない。角度を変えて質問すると、つじつまが合わない。

「誰しも言いにくいことってありますよね」と声をかけると、たいてい本人は動揺する。「いかなる事実でも、隠されたら事件としてお受けできません」と言うと、重い口を開けて懺悔が始まる。

こういった男女関係のトラブルがあるときには、つらくとも本人の口から家族にすべてを話してもらうことを依頼の条件としている。「話すと家族がバラバラになる」「義父から支援を受けていて面倒なことになる」など、いろいろ反論をされることもあるが、基本的には聞き入れない。

弁護士報酬だけが目的であれば、黙って依頼を受ければいいのだろう。**だが隠蔽し続けることが、本当にクライアントと家族を守ることになるとは限らない。**そもそも家族を騙しつつクリニックの経営を維持することは困難である。

弁護士としては、不利な事実こそ先に知りたいものだ。交渉後に相手から指摘されて発覚するのでは、フォローのしようもない。何より「このクライアントは信用できるのか」と疑心暗鬼になってしまう。そんな迷いを抱きつつ事件を進めることはできない。

2 弁護士を活用する際のポイント

『気になればすぐに相談する』

いかなる問題も、芽がまだ小さい段階で摘んでおくに越したことはない。後手になるほどに問題は拡大し、解決までに時間と費用とストレスを要することになる。

弁護士に相談することについても同じだ。**本来であれば、「少し気になる」と感じたときが弁護士に相談するベストのタイミングだ。**されど多くの院長は、問題が具体化して、自分の手に負えないと判断した段階で、あわてて弁護士に依頼することになる。これでは弁護士として手が打てることにも、自ずと限界が出てきてしまう。

弁護士に相談することを躊躇してしまう理由は、いろいろあるだろう。典型的なものとしては、弁護士に相談することで話が大きくなり、余計に解決が難しくなるのではないかという懸念である。こういった懸念には、まったく根拠がない。

弁護士に相談すれば、解決の指針についてアドバイスをしてもらえるはずだ。そのアドバイスに基づいて対応して問題が複雑になるのであれば、もともと複雑になる運命だったと割り切るしかない。「弁護士に相談したから」複雑になったと短絡的に結論づけるものでもない。

たしかに弁護士が介入することで、相手から反発を受けることはある。とくにクレーマーからは、「なぜ弁護士が出てくる。お前は関係ないだろ」と言われることもある。**だが相手から反発を受けることと、問題が複雑になることは意味が違う。**

反発を受けるのは、弁護士が介入することで、自分の要求が実現しないのではないかという相手の不安の表れでもある。反発を恐れて弁護士に相談することを控えていると、かえって相手の要求が過剰になってくることもある。

自分の判断だけで自信がなければ、まずは弁護士に相談していただきたい。その場で具体的な解決策は見いだせずとも、「これだけはやるべきではない」という最悪の選択肢についてはは少なくともアドバイスしてくれるはずだ。

『相談するべきか、悩まない』

弁護士への相談を躊躇する理由としては、「そもそも弁護士に相談するべきものか、わからない」という声もある。はっきり言って、弁護士に相談することを難しく考えすぎている。これでは、患者が自分の病名を確定的に認識したうえでなければ診察を受けることができないというようなものだ。それでは医師の診察を受ける意味がない。

弁護士は相談を受けた問題について、自分で対応できるものであるか、まず見定める。「自分で対応できるものではない」と考えれば、そのように説明をするだけである。**だからこそ院長が弁護士に相談することの可否で悩む時間こそもったいない。**悩む時間があれば、いっそ相談をしてみたほうが手っ取り早い。そこでアドバイスをもらえれば、参考にすればいい。もらえなければ、別の方法を検討するまでである。現実的な問題に対しては、解決策を思案するよりも、トライ&エラーで対応したほうがうまくいくものだ。

いずれにしてもまず相談。**弁護士にしても、早く相談してもらうことで将来の紛争を見越したうえでの布石を打つことができる。**

例えば、「あるスタッフのことで少し気がかりなことがあり、どこかの段階で退職を勧めていきたい」という相談を受けたことがある。聞くと、業務指導についてもすべて口頭だけであった。そこで、今後退職を勧めるにしても、まずは業務指導を書面で実施しておくことをアドバイスした。このままでは、事後的に争われたときに証拠がなく、不利になることは目に見えていたからだ。

院長は、証拠の確保を意識しないまま判断をくだして、事後的に裁判で痛い目を見がちである。事前に相談を受けることで、事後的な裁判を見越した証拠も用意しておくことができる。相談さえしておけば回避できたであろう事案も少なくない。だからこそ、もっと積極的に弁護上のアドバイスを求めるべきである。

ちなみに弁護士としては、相談だけで終わってしまうと相談料くらいしか請求することができない。しがない個人事業主としては内心唸ることもあるが、「無事に解決したようでよかったです。また何かあれば気軽にお伝えください」と満面の笑みで答えるしかない。**「生きていくには痩せ我慢も必要」と自分を諭すようにしている。**人生、鍛えられる瞬間である。

『弁護士名を出すかは戦略的に判断する』

仮に弁護士に依頼するとしても、直ちに弁護士名で動くのが適切とは限らない。私は院長から事件の依頼を受けたときでも、あえて代理人として名前を出さず、戦略的に後方からアドバイスだけして、院長自身に相手とやりとりしてもらうこともある。

とくにスタッフとのトラブルにおいては、そのような戦略を採用することが少なくない。院長とスタッフの間には、これまで信頼関係があったはずだ。その信頼関係が壊れた結果として、労働問題になっていることが多い。

労働問題になりかけの状況であれば、スタッフから院長への信頼は、揺らぎつつもまだ残っている。だからこそ話し合いで円満に解決をしやすいともいえる。不器用でも自分の言葉で院長が説明すれば、意外と相手も理解の姿勢を示してくれるものだ。

それにもかかわらず、いきなり弁護士が代理人として介入したら、相手はどう感じるだろうか。「やはり院長は自分を信頼していない。自分との関係を弁護士に丸投げして、かたちだけ終わらせようとするなど許せない」という感情を焚きつけることになり、院長への信頼をすべて失わせることになる。これではまとまる話もまとまらない。

なんでも弁護士として前面に出ればいいというものでもない。

『事実を時系列で整理する』

いざ弁護士に相談するとしても、手ぶらで法律事務所を訪問して話をゼロからスタートさせるのは、あまり効率的な方法とはいえない。多忙な医師と弁護士が打ち合わせをするのであるから、できるだけ1回ごとの相談の内容を充実させたいものだ。

そのためには、相談に先立つ準備が重要になってくる。私の事務所では、面談前に事案の概要を把握して、用意してほしいものなどを事前にお伝えするようにしている。場合によっては、初回の面談前に何度もメールのやりとりをすることもある。**初回の面談を単なる聞き取りで終わらせるのではなく、解決の大きな指針まで決めるようにしたいからである。**最初からトップスピードで対応するからこそ、全体の解決に要する時間も短縮することができる。

ここで、私なりの事件の把握の仕方についてお伝えしておこう。あくまで個人的な経験に基づくものではあるが、弁護士と協議するうえでも参考になるであろう。

手順① 全体像をイメージする

まず、弁護士にとって何より必要な情報は「何があったか」という具体的な事実であって、当事者の感情ではない。とかく人間同士の関わりでは、事実よりも感情が重視されがちであるが、問題を解決するうえではかえって混乱を招くこともある。感情は千差万別であって、客観的に把握することができないからである。問題の合理的な解決のために心情に配慮した対応は不可欠であるものの、まずは事実を押さえていかなければならない。

事実を把握していくプロセスでは、最初から枝葉末節に至るまでの細かな事実を確認していくことはしない。**ポイントとなる事実を中心に、全体像を脳内にイメージしていくことを先行させる。**

複雑な事案における裁判では、書類だけで何kgにもなることがある。そういう書類のすべてを一気に記憶して、整理することなどできるはずがない。ゆえに、最初に自分のなかでコアとなる事実関係を組み立て、事件の見立てをしていく。

事案のアウトラインを描くといえばわかりやすいかもしれない。そのうえで、細かな事実をアウトラインに加えていき、ひとつの仮説を立てていく。

こういった全体像は、基本的にクライアントからの聞き取りをベースに組み立てる。このとき、「事実はこうだ」と断定的に決めつけるようなことは絶対にしない。事実を決めつけてしまうと、矛盾する事実について意識が向かなくなってしまうからだ。そして往々にして、矛盾した事実にこそ真実があるものだ。

その意味では、クライアントから聞いたことを鵜呑みにするようなことはしない。人は悪意なく、自分にとって都合のいいように世界を認識し、事実を語るからだ。**信じつつも疑問を抱くというのが、クライアントとの適切な距離感と考えている。**

手順②　聞き取った事実と証拠を整理する

全体像を自分なりに構築したうえで、手元に用意できた証拠を事実に合わせて配置していく。すると、聞き取った事実と証拠の整合性がとれない部分がたいてい出てくる。日付が合わないこともあれば、内容が合わないこともある。こういった齟齬を見つけだしていくプロセスが事案解明のうえでは必須になる。

つじつまの合わないことを詰められると、院長としてもいい気はしないであろう。だがそういう部分を曖昧にしたまま対応していると、相手から指摘されて立場が悪くなってしまう。

ちなみに、あまりにも事実が理路整然として、まったく証拠と齟齬がないような事案は、それはそれで不可解で警戒することになる。いずれも人間のすることであって、どこかでいびつなものがあるのが自然だ。あまりにも完璧すぎるものは不自然であり、何か隠しているのではないかと疑わざるを得ない。

手順③ 当事者間のやりとりを具体的にイメージする

このようにして事実と証拠を整理していくと、「あるべきものがない」ということに気がつく。**人はとかく「あるもの」ばかりに意識を向けてしまいがちだが、同じくらい「あるべきなのにないもの」が重要である。**「何が足りないのか」「なぜ今回はないのか」と思考をめぐらしていくと、当事者間のやりとりのイメージが具体的にわいてくる。

以上が私なりの思考方法だ。そういうわけで、クライアントには事案の早期把握のために、事実をあらかじめ時系列で整理してもらう。

ただ、クライアントに「自由に書いてください」と伝えると、たいてい感情と事実が混在した書面が大量に送られてきてしまい、事案の概要を把握するのが難しい。相手の態度に腹が立つことはわかるのだが、いくら過激な言葉で感情を表現しても、まったく問題の解決にはつながらない。**だからこそ「事実を淡々と書き連ねてください」と釘を刺している。そのうえで、時間軸をベースに事実を並べて整理してもらっている。**労働問題にしてもクレーマー対応にしても、相手とのやりとりが中心になる。当事者ごとに事実を整理していくと、全体としていかなるやりとりがなされたのかが把握しにくい。そこで時間というひとつの動かざる基準を設定して、事実を並べてもらう。いかに事実が複雑に絡み合った案件であっても、時間は世界にただひとつである。しかも時間は戻ることがなく、一方向にしか進まない。だからこそ事実を整理するための基準として最適である。

クライアントにこれを実行してもらえれば、それだけで初回の相談を充実させることができるため、参考にしていただきたい。

『紛争を複眼的にとらえていく』

弁護士に正式に依頼すれば、紛争解決に向けて積極的にアプローチしてくれるだろう。**ただ同時に、「弁護士だけ」ですべての問題を抜本的に解決できるとは限らない。**

ひとつの問題には、多面的な側面がある。それはまさに、ひとりの人間に多面的な顔があるのと同じようなものだ。そのため、ひとつの問題であっても見る角度によってまったく異なったものとなる。つまり弁護士に依頼したとしても、すべて解決するとは限らないということだ。

弁護士は、基本的に法律的な側面から問題をとらえて解決していこうとする。弁護士に依頼するというのは、そういうことだ。同時に問題は、法律的に解決すれば足りるというものではない。クリニックにおけるあらゆる問題は、経営と離れて考えることはできない。

そして経営は、たんに法律的な観点からだけで、すべて語ることができるものではない。提供する医療サービスの質、組織の体制あるいは財務といったさまざまな要因が一体となって成り立っている。**そのため、ひとつの問題も経営という観点から複眼的にとらえる必要がある。**

例えば、スタッフの横領が発覚したとしよう。このとき経費の粉飾があれば、修正申告のうえ、納税しなければならないこともあるだろう。このときには申告から納税資金の準備まで、顧問税理士と協議しなければならない。また相手から回収ができたら、経理処理をいかにするかも検討していくことになる。

あるいは未払い残業代があるような場合には、たんに喫緊の請求に対応するのみでは問題の抜本的な解決にはならない。社会保険労務士に依頼して、就業規則あるいは賃金体系の見直しも検討する必要がある。

このように、ひとつの問題にしても、本質的な解決を目指すならば他士業とともに取り組むことが求められる。

私は、自分の能力を冷静に見定めている。弁護士だからといって、クリニックにおけるあらゆることを理解しているわけではない。だからこそ、ひとつの問題に対して他士業の方とチームを組んで、抜本的に問題を解決することを心がけている。**これからのクリニックを支えるには、士業同士の垣根を越えた連携が必要というのが持論だ。**

せっかく弁護士に依頼したのに、「この点を顧問の税理士に確認してください」「助成金に影響するかもしれないので社会保険労務士に確認してください」と指示されたら、院長も面倒なはずだ。実際、院長からの「パイプ役をやらされるのは煩わしい」という声をよく耳にする。

そこで私の事務所では、弁護士が中心となって、税理士あるいは社会保険労務士とチームを組んで対応するようにしている。これによって一元的に問題を取り扱うことができる。

こういうサービスは、「窓口を弁護士に一本化できるので助かる」と喜ばれている。

『士業との関係を再考する』

士業の役割は、クリニックのリスクを洗い出して対策をとっていくことだ。たんに事務作業を代行するだけの士業は、ＩＴの発達とともにしだいに淘汰されるだろう。

クライアントと士業の関係は、新しい時代に入っている。「いかなる関係を持つべきか」については立ち止まって考えていただきたい。「開業のときからお世話になっているから」というのは、関係を維持する積極的な理由にはならない。

されど、士業を変えることによるコストや手間を惜しんで、不満を覚えつつも漫然と関係を続けている院長は少なくない。

院長と話していると、顧問税理士に対して不満を抱いている方が少なくない。「日頃会うのは担当スタッフだけで、税理士に会うのは年１回の申告のときだけ」「事務的な指示ばかりで具体的な提案がない」などが典型的な不満だ。

そこで「それなら変更したらどうですか」とアドバイスすると、「それはそうだけど。なかなかね」と及び腰になる。「税務調査のときにお世話になったから」「不満はあるものの新たな候補者もいないから」などの理由を挙げるものだ。

これは、顧問税理士をきっぱりと変えることができない自分に対する慰めかもしれない。そういう態度だと、いつまでも変えることはできずに、他のクリニックがうらやましく見えるばかりだ。自分のクリニックである。自分が信頼できる人に任せるべきだ。

心配しなくても税理士にも守秘義務があるから、契約を解除したとしても情報が外部に漏れることはない。院長としてやるかやらないか、それだけの問題だ。

これからのクリニックの経営においては、可能であれば優秀な社会保険労務士も確保しておくといい。いかにＩＴ技術が発達しても、人を救えるのは人でしかない。クリニックでは、これからも人材が必要である。恒常的な人手不足のなかにある医療分野においては、優秀な人材の採用、育成及び定着が将来の経営の成否を決定づけるであろう。

そのために、労働法制に即した良好な職場環境の形成が必要になる。労働法制は、時代に応じて変化していくものだ。「働き方改革」「同一労働同一賃金」にしても然り。そういった規制の変化について、院長が自ら把握して対応していくというのは現実的ではない。さりとて変化に対応していかなければ、事後的に違法との評価を受けることになりかねない。

そこで、変化する労働法制をクリニックの現場に必要に応じて反映させるために、外部ブレーンとしての社会保険労務士を活用するというわけだ。社会保険労務士であれば、採用から退職に至るまでの労働全般について相談に応じてくれるだろう。

社会保険労務士のレベルは、ダイレクトに職場環境作りに影響する。仮に労働事件に発展した場合ですら、優秀な社会保険労務士がついていると、証拠なども事前に整理してありスムーズに解決しやすい。

3 いかにして弁護士は問題を解決するか

『弁護士への依頼はしやすくなっている』

院長が弁護士に依頼することがあるように、相手方が弁護士に依頼することもある。誰にとっても弁護士名で内容証明が届くのは嫌なものだ。たいていは「なんだか大変なことになった」と暗い気持ちになる。

だが相手に弁護士がついたからといって、過剰に反応するのもよくない。むしろ、当事者と直接対峙することなく、冷静に話ができると前向きに考えていただきたい。とくにクレーマーからの要求であれば、本人よりも弁護士を相手にすることで、円滑に協議をすることができる。弁護士であるため、業務を妨害するようなこともない。

日本では、経済的に余裕がない人であっても弁護士に依頼できるように、弁護士費用を立て替える制度が用意されている。そのため、弁護士費用が用意できないからといって、弁護士に依頼することができないというわけではない。しかも労働事件などにおいては、着手金を抑えて成功報酬を高めに設定することで、依頼しやすいサービスを提供している法律事務所もある。

いずれにしても、かつてに比べて弁護士に依頼することへの負担は相当軽減されている。逆にいえば、クリニックとしてもディフェンスのために弁護士とのつながりを日頃から確保しておくべきであろう。

実際に相談しているとは限らない

実際の交渉では、相手から具体的な弁護士名が出されないまま、「弁護士に相談したら、○○と言われた」と口にされることもある。例えば、「弁護士に聞いたらクリニックの対応はおかしいと言われた」というようなものだ。

院長としては、「しまった。すでに相手は弁護士に相談しているのか」と焦ることになる。だが焦る必要などない。むしろ焦って話をまとめようとすると、相手の思惑どおりだ。

そもそも弁護士に相談したというのも、あくまで相手の言ったことでしかない。実際に相談しているかはわからない。たんにネットで検索した内容から自分に都合のいい部分だけを抜き出して、「弁護士から聞いた」と話しているだけの可能性もある。

弁護士の立場からすれば、医師は安定して高収入を得ており、資力もしっかりしている。裁判をして勝てば、確実に回収できる相手だ。「違法な行為である」と断言できるほどに自信があるのであれば、正式に受任して通知をしてくるのが自然な発想であろう。それを名前も明らかにしていないとなれば、実際には相談していない可能性も十分ある。

こういうときに、「どこの弁護士に相談しているのか」と質問しても意味はない。相手としても回答する義務はない。「まだ正式に依頼しているわけではないので、名前は出せない」と回答されるのが関の山だ。

とくにクレーマーの場合には、実際には弁護士に相談していないにもかかわらず、自分の要求に箔をつけるために、弁護士に相談したことを装うことも多い。クレーマーは、自分の要求が不当であると評価されると困る。弁護士に相談して「その要求はおかしいでしょ」と指摘されたら立つ瀬がないことになる。

良識ある弁護士であれば、明らかに不当な要求であれば、事件として受任しない。そういったクレーマーから安易に依頼を受けて敗訴すれば、今度はクレーマーの矢が自分に飛んでくるかもしれないからだ。そんなリスクをわかったうえで、あえてクレーマーに関わることはないであろう。

『相手からの「弁護士に相談」を恐れない』

似たようなケースとしては、こちらの提案を受けた相手から「一度弁護士に聞いてみます」と言われるものがある。**「弁護士に相談されて、面倒なことにならないといいが」というのが院長の本心であろう。ただ、「それは困る」と引き留めるのは、交渉として得策ではない。**

弁護士に相談されることを引き留めると、「院長は相談されるとまずいと考えるような提案をしている」という印象を与えることになる。これでは院長に対する警戒心を高めるだけの結果で終わってしまう。この場合、本音では弁護士に相談することを意図していなかった者でも、弁護士に相談することになるであろう。

こういうときには、「わかりました。弁護士と相談した結果を教えてください」と何も触れないまま終わらせるべきである。こうすると、実際には弁護士に相談に行かないまま話がまとまることも珍しくない。仮に弁護士に相談に行っても、「そこまで悪い提案ではない」とアドバイスを受けて合意をすることもある。いずれにしても、相手が弁護士に相談することについて干渉すべきではない。

医師らと話をしていると、司法にいい印象を持っていない方が少なくない。「問題のないことを問題があるように指摘する」「医療の現場を知らないのに、わかったように意見をする」「科学的な議論ができない」などと聞かされる。

そういった日頃耳にする弁護士に対する不満が、もしかしたら相手からの「弁護士に相談」という言葉に対する嫌悪感への根底にあるのかもしれない。**だが、弁護士といっても職業のひとつでしかない。**嫌悪する必要もなければ、不安を抱く必要もない。相手の弁護士に自分の意見をありのまま伝えればいい。必要があれば、こちらも弁護士をつければいい。ただそれだけだ。

クレーマー対応ではとくにそうだが、相手に弁護士がついてくれると、こちらとしてもホッとする。相手に直接対峙する必要がなく、弁護士を通じて冷静に話を進めることができるからだ。クレーマーの場合には、「弁護士に依頼する」と言いつつも、いっこうに弁護士をつけてくれないことが多い。弁護士に依頼すれば、費用もかかるからであろう。

『あえてこちらから調停を始めてしまう』

似たような場面としては、相手から「訴訟を考えている」と言われる場合もある。一般の方にとって、「訴訟」という言葉の意味は重い。できれば訴訟を回避したいというのがあたりまえの心情であろう。

とくに医師といった名士であれば、公開の法廷で自分の名前が表示されるのは避けたいはずだ。**クレーマーらは、そういった医師の自尊心を知っているからこそ「訴訟」という言葉を口に出す。**

だが訴訟を生業にしている者からいえば、民事事件の訴訟は、あくまで当事者間の紛争を解決するための社会システムのひとつでしかない。むしろ、裁判所における公平な判断がなされるものという割り切りも必要だ。訴訟になれば、あとはルールに従って行動し、判断を仰ぐだけである。「案件を終わらせる」という目的のためには決して悪いものではない。

されどクレーマーの場合には、「訴訟をする」と言いつつも実際には滅多にしないものだ。**クレーマーは、自分の不当な要求が白日のもとにさらされることを嫌悪する。**司法から「不当な要求であり認められない」と判断されれば、いったいなんのために訴訟をしたのかわからない。しかも今後請求することもできなくなる。簡単にいえば、いいことなしである。クレーマーをはじめとする人の問題の場合には、相手があえて訴訟などをしないがゆえに事案の解決が難しくなる。

そこで場合によっては、あえてこちらから裁判所の力を利用することもある。

あるクリニックでは、スタッフ同士の軋轢から発展して、５名が一斉に退職をした。退職後に５名から「院長はスタッフ間のいじめを放置した。加えてパワハラもあった。慰謝料を求める」という批判の書面が送付されてきた。

院長からすれば、明らかに事実無根のものであって、言いがかりでしかなかった。あわてた院長は、社会保険労務士とも協議のうえで各自と面談をしたものの、いっこうに話がかみ合わない。相手方らの主張には客観的根拠はなかったものの、「５人の被害者がいることが何よりの証拠だ」ということで執拗に面談などを求め、業務にも支障が出るような状況であった。

このように複数名が同じ要求をしてくる場合には、連帯感が生まれてしまって交渉がなかなか進展しないことが多い。ただでさえ５名が一斉に退職して混乱しているなかで、院長のメンタルも限界にきていた。「カネで解決できるなら」と心折れそうになりながらも思いとどまり、私のところに相談となった。

そこで私は、直ちにクリニックの代理人として、裁判所に5名それぞれを相手方とする民事調停を申し立てた。民事調停というのは、簡単にいえば裁判所における非公開の話し合いの場である。訴訟と異なり柔軟な解決ができるために、よく利用している。今回は、「相手方にクリニックとして支払うべき義務はないことを確認する」という趣旨の申し立てだ。

調停をあえて申し立てた理由は、まずクリニックにおける面談要求を拒否して、裁判所における話し合いにすることにある。

もうひとつは、集団から離れた個人の意見を把握することにある。5名を一斉に相手にしていると、個人の意見が集団の意見に埋没してしまう。**連名で何かが要求される場合には、「ほかの人の手前、やむを得ず付き合っていた。自分個人としてはとくに意見はない」という人も含まれていることがある。**そこで、集団から離れた「個人」の意見を把握するためにも調停を始めたわけだ。

相手方らは、まさかクリニックから裁判所に申し立てるとは考えていなかったようだ。

結果として、クリニックは1円も支払うことなく解決することができた。

しかも調停は非公開であるため、クリニックの事情が公にされることもない。調停は話し合いの方法として便利であるため、参考にしていただきたい。

【負けない裁判を目指す】

クレーマーからの明らかに不当な要求に対しては、調停による解決が期待できず、訴訟をすることもある。調停はあくまで話し合いであるため、解決には当事者相互の合意が必要である。合意ができなければ調停不成立で終わる。

これに対して訴訟の場合には、和解というかたちで当事者の合意で終了することもあるが、合意できない場合には、裁判所が判決というかたちで終局的な判断をすることになる。仮に相手が訴訟に意図的に出席しない場合でも、判決はなされる。

訴訟をするというと、慰謝料など何かの給付を要求するものをイメージしがちだろう。だが訴訟は、金銭の支払いを求めるばかりではない。こちらから安易に金銭の支払いを求めて敗訴すれば、かえってクレーマーに勢いを与えることになりかねない。**クリニックから訴訟を起こすときには、「勝つ裁判」ではなく「負けない裁判」を目指していくことに**

なる。

例えば私の事務所では、債務不存在確認訴訟というものを利用している。債務不存在確認訴訟とは、文字どおり「債務がないこと」について、裁判所の終局的な判断を求める訴訟である。クレーマーの要求は、たいてい金銭的な要求に集約されることが多い。これに対して「クリニックが損害賠償に応じる必要はない」ということの判断を求めるのが、債務不存在確認訴訟だとイメージしてもらえばいい。

不当な要求であれば、相手の要求が訴訟で認められることはないであろう。仮にクリニックとして果たすべき責任が認められれば、それに従って支払いをするだけである。**いかなるかたちであっても終わらせることができれば、医師としても精神的に楽だ。**

院長がイニシアチブをとって、クレーマーの要求を白日のもとに明らかにし、法律に基づいたルールで解決していく。たんにクレーマーからの要求に耐えるだけがすべてではないことを、頭の片隅に記憶しておいていただきたい。

【法廷だけが仕事場ではない】

これまで、弁護士の活用について話をしてきた。中心となるのは、代理人としての交渉や法廷での活動になる。ここまでは院長としても、想像している弁護士の活動とあまり相違はないだろう。**だが弁護士の仕事場は、民事事件の法廷だけに限るものではない。**ここではもう少し視点を広げて、事務所として対応することがあるケースについて、いくつか紹介しておこう。「こういう場面でも弁護士に相談できるのか」という参考にしていただきたい。

ケース①　労働基準監督署への対応

まず労働案件については、労働基準監督署への対応がある。労働基準監督署、いわゆる労基署への対応といえば労災事故を想定しがちだが、それに限ったことではない。労働環境に問題があると考えたスタッフは、弁護士に相談する前に労基署に相談に行くことがある。

相談としてあるのは、「院長からパワハラを受けている」や「残業代をもらっていない」

といった類いのものだ。**こういった労働者からの申し入れがあると、労基署はクリニックに事情を確認して、必要があれば是正などを求めていくことになる。**

病院であれば、労基署への対応も事務局が中心となって行ってくれるだろうが、クリニックの場合には人員もいないので、院長あるいは妻が対応せざるを得ない。対応を間違うと、繰り返し書類などの提出を求められることもある。そこで院長としては、弁護士に労基署への対応を依頼することになる。

なお労基署に関しては、「あっせん」という制度もある。これはスタッフとクリニックのトラブルについて、労基署が間に入って調整をするものとイメージすればいい。あっせんの手続きにおいても弁護士は、院長の代理人として出席して対応することができる。

ケース② 労働組合との団体交渉

労働案件に関していえば、労働組合との団体交渉への対応もある。団体交渉は、労働者に認められた権利である。団体交渉を求められたとき、理由もなく拒否すれば違法な行為になる。基本的には応じなければならないものだ。

もっとも、団体交渉に応じることと、相手の要求に応じることは意味が違う。**団体交渉**

は、労使が交渉をして問題の解決を目指す手続きであり、労働者の要求を鵜呑みにするものではない。こちらとして主張するべきものは、主張しなければならない。弁護士は代理人として団体交渉に出席して、使用者側としての意見を述べることになる。

もし団体交渉を求められた場合には、経験のある弁護士に依頼することをお勧めする。よく状況がわからないまま対応してしまうと、交渉が混乱してしまいかねない。交渉がうまくいかないと、組合活動のひとつとしてクリニックの前でビラ配布などがなされることもある。

弁護士は、団体交渉が始まった段階でゴールを想定しながら交渉を進めていく。そのため途中から関与することになると、自分の関与していない従前の交渉過程に縛られてしまい、なんともやりにくい。だからこそ、初回の交渉から代理人として関与したいところだ。

ケース③　個人的な相談

院長は、スタッフやクレーマーといった第三者との関係で悩んでいるばかりではない。ときには自分自身の問題で、弁護士に相談を持ちかけてくることがある。

相談の多くは、自分の家庭に関する問題だ。「不倫が発覚して離婚をせまられている」「妻ではない女性との間に子がいる。相続対策はどうするべきか」「父親の認知症が進行している。兄弟の仲が悪いのだが、父の財産管理はどのようにするべきか」など、あらゆる相談が持ち込まれてくる。**経営は、足下にある家庭環境が安定していなければうまくいかない。**そのため私の事務所では、こういった個人の問題についてもトータルに対応している。

個人的な問題といえば、刑事上の責任もある。典型的な事例としては、大きな交通事故を引き起こした場合だ。こういう場合には、弁護人として刑事処罰が可能な限り軽くなるように、被害者との示談交渉などを担当することになる。

なお医師の場合には、刑事上の処分を受けて、行政上の処分をも受けることがある。行政処分とは、戒告や医業停止といったような、医師のライセンスに対する処分とイメージすればわかりやすいであろう。

刑事上の処分と行政上の処分は、本来は別個のものであるが事実上リンクしている。刑事処分が重くなれば、行政処分も一般的には重くなる。仮に刑事上の処分が罰金であっても、行政上の処分として医業停止を受けてしまうと、クリニックの存続自体が危機になる。刑事事件を担当する場合には、行政処分も見越したうえで対応を検討していくことになる。

そのほか、医療機関への個別指導に対する相談を受けることもある。

このように、弁護士として対応できる範囲は、院長が考えているよりも広い。「弁護士はこういう仕事をする立場」という先入観こそ、弁護士の活用の幅を狭めている。「とりあえず困ったら聞いてみよう」というくらいの軽い気持ちを持つことが、自分の身を守ることになる。

第5章

理想のクリニックの作り方

～クリニック繁栄の基礎を固める～

1 スタッフが安心して成長できる職場環境を目指す

『就業規則をブラッシュアップし続ける』

これまで、労働問題及びクレーマー対応について解説をしてきた。ここからは、院長が理想のクリニックを作り上げていくために、留意するべきポイントについて検討していこう。いわば将来の繁栄のための基礎固めだ。

理想のクリニックを作るためには、まず労働環境を整えることから始めていこう。雑談が多く明るい雰囲気の職場でなければ、誰も安心して仕事をすることができない。また安心できる職場でなければ、クレーマー対応などイレギュラーな事象が生じたときに、スタッフも自信を持って対応することができない。

労働環境を整えるためには、就業規則、人事評価制度及び賃金テーブルの見直しが必要になる。ここではまず、もっとも重要となる就業規則から確認していこう。

就業規則とは、いわば院長とスタッフの最低限の取り決めのようなものだ。本書で繰り返し強調しているように、**就業規則はクリニックにとって、労働問題が生じたときの最後の盾になる。**それほど重要なものであるにもかかわらず、就業規則をじっくり読んだことがない院長があまりにも多いことに驚く。

「いい職場を作りたい」「安心できる職場でありたい」など職場の平穏を願うのであれば、安直なビジネス本に手を伸ばす前に、就業規則をじっくり読んでいただきたい。

実際のところ、労働環境は日々変化しているにもかかわらず、「開業時から一度も変更していない」というクリニックも少なくない。なんとも心許ない。仮に労働事件になったら反論の余地がない。「これまで労働事件になったことはない」というのは、たまたまなかっただけで、将来における安心を担保するものではない。就業規則については、社会保険労務士に依頼して、定期的に修正をするべきである。

例えば、「スタッフがメンタルヘルスに支障をきたし、長期休暇をとっている。今後どうしたらいいのだろう」という相談を受けることがある。医療機関のスタッフが、うつ病などで休職するのは珍しいことではない。院長は、うつ病などの医学的知見は理解できるものの、労働契約に与える影響については把握していないことが多い。そのため、診断書が提出されてから、あわてて検討することになる。

うつ病などは、いつ完治して復職できるのかわからない。復職しても、再発するリスクがある。そのため休職期間も長くなりがちだ。私病による休職の場合でも、事業主には社会保険料の負担は発生する。あたりまえだが、「うつ病で長期離脱だから解雇」などということは認められるわけがない。あなたのクリニックの就業規則は、こういった事態を見越したものになっているだろうか。就業規則に何らかの定めがなければ、本人が退職しない限り、定年まで雇用し続けなければならないことになりかねない。

就業規則をブラッシュアップしているところでは、例えば「3か月の休職期間を経ても復職ができない場合には退職とみなす」などの定めがされている。

メンタルヘルスは、かつてはあまり問題にならなかったために、古い就業規則ではまったくフォローされていないことも珍しくない。これではうつ病になったスタッフも、自分の立場を曖昧に感じ、安心して治療を受けることができない。就業規則を整えることは、労使双方にとっての安心感につながる。

なお、就業規則を変更するときには、弁護士あるいは社会保険労務士といった専門家の意見を必ず聞いていただきたい。とくにスタッフに不利になるような変更の場合には、手続きに不備があれば、変更自体が認められないことになるためだ。

【就業規則は運用が肝心】

就業規則は、ニーズに合わせて内容を修正すれば足りるというものではない。**作成と同じくらい、運用が大事である。**

まず就業規則は、それがスタッフに周知されていなければならない。つまり、スタッフがいつでも閲覧できる状況にあることが必要である。院長室の棚に置いてあるだけでは周知があったとは評価されず、就業規則の効力が否定されることもあり得る。

実際の裁判においても、周知性の有無が争点になることが多々ある。周知性がないとして、クリニック側に有利な就業規則の定めが否定されたら意味がない。**周知を徹底するために、就業規則の写しを交付して受領書をもらうこともある。**

また運用という観点からすれば、実際の労務管理が就業規則に基づいてなされているかという点も重要である。**いくら就業規則に定めがあっても、現実の運用が異なれば、実際の運用を基礎に判断されてしまう。**

例えば、不要な残業の防止のために、就業規則で残業を許可制にする場合がある。当初は個別に許可の判断をしていたものの、多忙が原因で許可の判断が煩瑣になり、残業を黙認していることがある。この状況でスタッフから残業代の請求を受けてしまえば、「許可をしていない」と反論しても後の祭りである。就業規則の規定が許可制であっても、事実として許可制が運用されていなければ、許可制の効力が否定され、「残業代を支払いなさい」という判断がなされるであろう。

就業規則は、組織の中核になるものだ。注意しすぎるということはない。これを機会に、内容と運用を見直すことをお勧めする。

既存スタッフの満足度を高める

職場環境に課題があるクリニックは、たいてい離職率も高い。引く手あまたの現状において、スタッフとしてもあえて不満を抱く職場で働き続ける必要はないからだ。「気に入らないから退職する」というのも立派な退職理由である。問題は、「何が気に入らないのか」ということだ。

これまでの経験で、賃金だけが直接の退職理由という事案を目にしたことはない。「院長に失望したうえで、賃金にも不満を抱き退職」というのがむしろ多い。こういう状況で

「人手が足りない」と言って、採用コストばかりかけても意味がない。**まずは組織内の課題を解決しなければ、穴の開いたバケツで水をすくい上げるようなものである。**人手不足の場合だからこそ、いかにして既存スタッフの満足度を高めて定着率を上げていくかに知恵を絞らなければならない。

ここで「賃金を上げれば満足度も上がる」というのは、あまりにも短絡的な発想だ。賃金はスタッフの生活の糧であるため、高いに越したことはない。だが賃金が増えたことによるモチベーションは、一時的なものであって長続きしない。

しかも、賃金には上限というものがない。スタッフのモチベーションを維持するために、賃金を上げ続けなければならないとなれば、いつかクリニックの経営が破綻してしまう。賃金だけに頼るのは、長期的なクリニックの発展という観点からすれば、適切な選択ではない。

人は誰しも他者から評価されたい存在である。これは、クリニックにおけるスタッフにしても同じである。日々同じような仕事をしていても、少しずつ変化し成長している。それにもかかわらず、その成長に気がついてもらえず、何年勤務しても同じ評価のままではやりきれない。だからこそ人事評価というものが重要になってくる。

成長の指針としての人事評価制度を策定する

人事評価というものを、まったく意識していない院長も少なからずいる。**人事評価は、院長がスタッフに提示する成長の指針のようなものだ。**院長であれば、クリニックの発展のために、スタッフのレベルが上がることを願っているはずだ。

その願いがなかなか実現しない理由のひとつには、院長の理想がスタッフと共有できていないことがある。いくら「がんばれ」と励まされても、がんばる方向性が示されなければ意味がない。人事評価とは、スタッフに努力の方向性を示すものだと理解すればいい。「社員教育としてセミナーなどに参加させても、いっこうに効果が定着しない」というのは、こういった指針がないまま、場当たり的に情報提供するだけで終わってしまうからだ。

人事評価制度といっても、難しく考える必要はない。立派なものを外注しても、たいてい運用に失敗してうまくいかない。簡単なメモ用紙でいいので、院長が自分で作成しよう。いくつか作成のポイントを挙げておく。

ポイント①　実在する優秀なスタッフの行動を書き出す

クリニックには、必ず院長が「優秀」と感じているスタッフが、ひとりはいるはずだ。そのスタッフの行動を観察しながら、院長として他のスタッフにも期待するスキルを書き出していく。**自分が優秀と評価する理由を、具体的な行動として落とし込むようなイメージだ。**

このとき、具体的なスタッフを離れて、抽象的に求めるスキルを書き出してはいけない。そうしてしまうと、既存のスタッフでは対応できないスキルまで含まれてしまう。それでは誰も教えることができない。誰も教えることができないスキルは、誰も教わることができないスキルだ。これではスタッフに無理を強いるものとなり、役に立たない人事評価制度になってしまう。

つまり、特定のスタッフに紐づけるところがポイントである。抽象的に理想のスタッフを求めるのではなく、まずは既存の優秀なスタッフに近づけるように、他のスタッフを育てていこう。

ポイント②　「教える」スキルを評価要素に入れる

このとき、「個別のスキルを他者に教えるスキル」も評価要素として入れるようにする。

そうしなければ、各自が自分のスキルの探求ばかりにこだわり、新人を育てる視点を忘れてしまう。

組織というのは、個人のスキルの集積だけで成り立つものではない。いかに優秀な人材がいたとしても、個人として対応できる範囲には自ずと限界がある。そもそも、やむを得ず退職をするときもある。クリニックの発展のためには、個別のスキルが横展開していく必要がある。

そのためには、「教える」というプロセスが不可欠だ。不可欠であるにもかかわらず、人事評価において十分に考慮されていないところがあるため、注意を要する。

ポイント③ 難易度に応じて習得させていく

実際に個別の行動を書き出したら、難易度に応じて並べていく。**人材の育成においては、教える内容と同じくらい、教える順番が重要である。**この教える順番を熟慮しないまま、同時に複数のことを教えようとするために育成に失敗し、スタッフにフラストレーションばかり募らせてしまっているケースが多い。

こういった人事評価の基準を前提に、賃金テーブルを検討していくことになる。評価する基準が曖昧なままでは、個人のスキルに応じた賃金の設定もできない。結果として、一律の賃上げや一律の賞与というメッセージ性のないものになってしまう。これではスタッフとしても、自分の何が評価されているのかわからない。モチベーションは、院長からのメッセージがあってこそ維持できる。

「なぜスタッフが育ってくれないのか」と嘆く院長は少なくない。だが院長として〝人が育つ仕組み〟を用意しているかは、襟を正して見直していただきたい。たいていは、「仕事を通じて」「他のスタッフを見ながら」という曖昧な期待だけで、人材の育成をとらえているものだ。

だがクリニックにおいて、もっとも優秀なのは院長だ。他のスタッフが、院長を超えるような理解力と行動力を持っていることは通常考えられない。つまり、院長が自分の能力を基準に、スタッフの成長速度を期待しても意味がない。能力は人によって違うという厳たる事実を、まず認めなければならない。

そのうえで、育成しやすい環境を作ることだ。人を育てるには時間と忍耐を要する。

【採用にクリニックのこだわりを見せる】

労働問題の大半は、採用のミスマッチに原因がある。人手不足の著しい医療分野においては、なおさらだ。

「申し込みがあるだけでありがたい」と十分な選考過程も経ずに、面接の印象だけで採用していると、問題職員に頭を抱えることになる。採用して数か月で「これは参った」と言って相談に来る院長は少なくない。いったん採用してしまえば、スタッフは労働法で保護される。だからこそ採用の際は、「人手不足だから」と片付けず、慎重になっていただきたい。

採用を成功に導くためには、次のようなことを意識しておこう。

ポイント①　クリニック内の業務を棚卸しして必要な人員を決定する

採用を考える際には、まずクリニック内の業務を書き出し、誰が何を担当しているのかを整理してみよう。こういった作業は、2021年4月から適用された同一労働同一賃金に対応するうえでも必要だ。

同一労働同一賃金とは、同一企業におけるいわゆる正社員と非正規社員（パートタイマーなど）の間の不合理な待遇差の解消を目指すものだ。

クリニックでは、パート社員を活用しているところも多いだろう。そのため院長としても、同一労働同一賃金に対応する必要がある。

この制度は、雇用形態ではなく、各自の負担する職務内容に注目する。そのため、クリニックにおいていかなる職務内容があるのかを棚卸しすることから始めることになる。

実際にクリニックにおける業務を整理すると、「こんなにあるのか」と驚くものだ。**院長は、とかく人手が足りないと口にするばかりで、不足する業務と分量を把握していない。**これでは求める人材の性質も人数も決まらないまま、やみくもに人を求めることになりかねない。

これからの時代は、「いかに人手に頼らないか」が経営の重要な指標になってくるはずだ。不足する業務についてもＩＴや外注で対応できないか、よく検討したうえで必要な人員を確保するようにしよう。

ポイント②　クリニックの特徴をデザインして伝える

そのうえで採用を進めていくとなれば、クリニックの特徴をデザインして、わかりやすく伝えなければならない。

申込者とのマッチング方法にはさまざまなものがあるが、やはりハローワークが基本になるだろう。しかし、たんに労働条件を掲載しさえすれば応募があるというような時代ではない。他の募集に埋没させないためには、「この職場はほかと何が違うのか」が求職者に伝わらなければならない。**ハローワークにおける募集の記載方法を工夫するだけでも、申込者数に変化が出る。**

例えば、クリニックには女性のスタッフが多い。そのため多くの院長が、女性にとって働きやすい職場というものを意識しているだろう。実際、ハローワークの募集で「女性にとって働きやすい職場です」という文言を目にすることは珍しくない。

だがこれでは具体性に欠けており、何も伝えていないのと同じだ。**求職者にとって必要な情報は、〝なぜ女性にとって働きやすい職場といえるのか〟という具体的根拠である。**

とくに子どものいる女性には、「子どもが発熱したときに融通をつけてくれるのか」「短時間の勤務でもいいのか」といった切実なニーズがある。「面接しないとわからない」では、あまりにも求職者に対して失礼であろう。女性にとって働きやすい職場といえる具体的な根拠が応募する前からわかるように、ホームページできちんと紹介するべきだ。

女性にとって働きやすい制度としては、年次有給休暇の時間による取得、短時間正社員の活用、育児休業後の支援といったものがある。いかなる制度が活用できるかは、社会保険労務士に相談しながら自分のクリニックに適合したものを用意していく。

もっとも求職者である女性からすれば、いくら制度があったとしても、実際に利用できるのかと不安を覚えるものだ。そのため、**実際に制度を利用している職員の声などもホームページで掲載しておくと参考になる。**

労働人口の減少により、女性の活躍はますます求められている。院長にも「女性にとっての働きやすさ」という視点が必要である。抽象的に院長が考えても、たいていうまくいかない。まずは、今いる女性スタッフに意見をもらうのが効果的である。

ポイント③　面接に過大な期待を寄せない

このように募集の準備をしたうえで、選考について考えていく。

求める人材像にありがちな「真面目さ」「素直さ」といった要素は、あまりにも抽象的で選考基準にはならない。誰しも真面目で素直な人を見極めて採用したい。だが履歴書と面接では見極めることができないからこそ、苦労しているのが現実だ。

選考においては、印象ではなく客観的なスキルに注目していくことになる。一般的なクリニックの選考方法は、履歴書と面接であろう。まず、**面接に過大な期待を寄せるべきではない。**「30分くらいの面接で人の本質などわかるはずがない」と覚悟をしておくべきだ。

だが実際には、書類選考で少し違和感を覚えたとしても、面接で悪い印象を受けなかったので採用というのが大半だろう。そしてこういったパターンは、事後的にトラブルになることが少なくない。

人は、一度会ってしまうといいイメージを抱いてしまいがちだ。その意味では、面接前の書類での選考がとくに重要である。短期間であまりに入社・退社を繰り返している人物には、やはり注意する。

「人手が欲しい」と焦ってしまうと、違和感のあるところも善意解釈して、目をつぶってしまうものだ。こういうときにはひと呼吸をおいて、ほかのスタッフの意見も聞いてみる。履歴書にしても志望動機書にしても、言ってしまえばすべて自己申告でしかないため、鵜呑みにするのは危険だ。

ポイント④　面接でスキルと適性を見定める

面接においては、履歴書に記載のあったスキルについて踏み込んで確認する。**クリニックでの経験があるといっても、実務能力には幅がある。**具体的なレベルを面接における質問を通じて確認していく。

あえて予想していないような質問をしてみるのも効果的だ。志望動機などを聞いても、たいていは事前に用意されているものを伝えられるだけで、あまり参考にならない。見定めるのは動機ではなく適性だ。

個人的には、本人が経験した失敗と回復について、差し支えのない範囲で聞くことが多い。誰しも真剣に仕事をしていれば、失敗をするものだ。失敗すれば、当然落ち込む。だからこそ失敗との向き合い方と回復の仕方において、個人の本質的な部分が明らかになる。

しかもそれを自分の言葉で表現できれば、過去の失敗を自分のなかで受容して、糧にできているはずだ。そういったダイナミックな力こそ、実務に必要な素地だと考えている。

2 クレーマーに淡々と対応できる組織を目指す

『クレーマーの定義を策定する』

クリニックの信用を維持するうえでは、クレーマーからの不当な要求について、断固として拒否する姿勢が必要である。**不当な要求をする者は、もはや患者ではないという意識こそ求められる。**

こういった方針について、異論はおそらくないであろうが、同時に大きな問題にぶつかることになる。「そもそもクレーマーとは何か」ということである。

患者とクレーマーというのは、異質なものではあるが、明確な区別がないのも事実だ。クレーマーの定義がないために「目の前の人をクレーマーとして扱って、本当にいいのだろうか」という判断を強いられてしまう。

これではスタッフによって判断が異なってしまい、クリニックとしての統一的な対応ができない。**クレーマー対応においては、可能な限り現場での個別の判断を不要にすること**

が重要だ。判断を求められるほどにコトナカレ主義に駆られてしまい、あるべき対応をすることができない。

そこで、あらかじめクレーマーの定義を確定しておくことが、予防策として最初の一手になってくる。定義も曖昧なまま対策を整えることなどできない。「こういう者がクレーマーだ」ということを事前に確定し、クリニック内で共有することで、スタッフも安心して対応することができる。少なくとも「うまく対応して」という院長からの無責任な指示はなくなるであろう。ここではクレーマーの定義の考え方について確認していく。

ポイント①　絶対的な正解はない

まず確認しなければならないのは、クレーマーの定義に絶対的な正解はないということだ。クレーマーの認定は、主観的な判断をともなうものである。ある人にとってはクレーマーであっても、ほかの人からすれば違う印象を受けることもあり得るだろう。

つまり、定義をいくら求めてみても、意味があることではない。むしろ正解のない答えを求めるだけになってしまい、肝心の「クレーマーとして対応する」ということができなくなってしまう。

そのため、クレーマーの定義は、クリニックがオリジナルに決めていくほかない。つまり、「このクリニックにおいては、こういう行動をする者をクレーマーとみなす」と定義することになる。**大事なのは、内容にこだわらず、いったん定義を策定することだ。**

ポイント② まずは院長が一方的に策定し、修正していく

正直なところ、内容などいかなるものであってもいい。「こういう者とは関わらなくていい」という明確な姿勢を院長が打ち出すことこそ、スタッフにとっての安心感につながる。いったん策定した定義については、スタッフの意見も聞きながら適宜修正していけばいいいだけだ。

こういった定義は、スタッフに策定を任せるのではなく、スタッフの意見を聞きつつ、院長が一方的に策定する。「患者とみなさない」というのは、医療従事者にとって厳しい判断である。「人は救わなければならない」という価値観が、骨の髄まで浸透しているからだ。「自分の判断が間違っていたらどうしよう」という不安に駆られてしまって、何も決めることができないものだ。だからこそ院長が自分ひとりで決めるべきである。

ポイント③　客観的事実をベースに具体的かつ一義的なものにする

定義は、内容が一義的にわかるような具体的なものでなければならない。

クレーマーの定義としては、「社会的相当性を逸脱した内容あるいは方法で要求する者」という趣旨のものを目にすることが多い。書いてあることとしては、まったくもって正しいが、現場で役に立つかといえば疑問がある。

社会的相当性や逸脱といった表現は、個人の判断をともなうものであって、解釈の幅がありすぎる。これでは現場で個別の判断をせざるを得ず、苦しむことになる。

そこで定義は、客観的事実をベースに組み立てる。例えば、「電話越しにスタッフをおまえと呼ぶ」「1日に5回以上にわたって症状以外で電話してくる」「3回以上の制止にもかかわらず、受付の指示に従わない」といったようなものだ。

できるだけ当事者の評価を要することなく、一義的に判断できるものとする。具体的な基準は、過去に出会ったクレーマーの行動を、スタッフに聞き取りしながら考えていくといい。

ポイントは、行動と数字のみで表現し、印象を含まないことだ。**明確でシンプルなものであるほど現場では役に立つ。**そしてできあがった定義については、必ず紙にしてスタッフに配付し、共通認識としておく。

クレーマーを防止するという観点からは、策定した定義をあえて受付の目に見える場所に掲示しておくのも効果的である。「こういった不当な要求をする者に対しては、悪質なクレーマーとみなし、他の患者及びスタッフを守るために、必要に応じ警察及び弁護士と協力のうえ、毅然とした対応をとらせていただきます」という文言を掲載する。こういったポリシーを掲載しておくだけで相当の抑止力になる。

このとき、たんに「弁護士に」と表現するよりも、「顧問弁護士の○○に」と固有名詞まで記載しておくと、院長の本気度が明らかになり、文章にも迫力が出てくる。

実際のところ、弁護士からの書面1枚で話をやめるクレーマーも少なくない。院長がクレーマーに関わりたくないように、クレーマーも弁護士に関わりたくないものだ。

問題が具体化したときにだけ活用するのが弁護士ではない。トラブルの予防という観点からも活用していただきたい。

図表４ クレーマー防止のための提示物

令和〇年〇月〇日

不当な要求に対する対応指針について

医療法人社団〇〇　理事長　〇〇〇〇

平素は当方のクリニックを利用していただき、ありがとうございます。

当院は、患者のみなさまが安心して治療を受けることができるように日々尽力しております。

もっとも社会問題になっているように、一部の方が不当な要求をクリニックに対して行い、正常な業務に支障をきたす場合があります。当院としては、患者のみなさまとスタッフを守るために「受付で声を荒げる」「一方的な面談を要求する」「当方からの制止に応じない」といった不適切な行動には、必要に応じて顧問弁護士及び警察の協力を仰ぎながら、毅然とした対応をとらせていただく所存です。なお当方の顧問弁護士は、下記の弁護士です。

みなさまにおかれましては、平穏な診療の遂行のため、ご協力のほどよろしくお願いします。

記

〒〇〇〇
〇〇県〇〇市〇〇　〇〇法律事務所
弁護士　法令太郎（〇〇県弁護士会所属）
電話〇〇　FAX 〇〇

『マニュアルで組織としての統一的対応を示す』

クレーマー対応は、電話対応や交渉の進め方といったものばかりで語られることが多い。これらはある意味で、戦術であって戦略ではない。

いくら戦術レベルのスキルを上げたとしても、前提となる戦略が固まっていなければ、全体としてのパフォーマンスにはつながらない。**クレーマー対応における戦略とは、個人ではなく組織で対応する仕組みである。**

クリニックに限ったことではないが、クレーマー対応を特定の社員に丸投げしていることが多々ある。たしかに世の中には、クレーマー対応に長けた人が一定数いる。そういう方に任せれば、院長が細かな指示を出さずとも話が進むがゆえに、楽であろう。

だが任された側は、かなりの心理的な負担を強いられているものだ。クリニックでもっとも報酬を手にしている院長ですら億劫になることをさせられるのだから、ストレスも相当なものだ。しかも金銭的な評価がなされればまだいいが、実際には事務処理のひとつとしてしか評価されない。結局は嫌気がさして、辞表を出してくるかもしれない。**院長は、担当しているスタッフを賞賛し、評価することを心がけるべきだ。**

ちなみに事務のトップが数年毎に退職する病院やクリニックがある。こういうところは退職した者よりも、医師の姿勢自体に問題があることが多く、労務トラブルをはじめ、人に関わる問題が起きやすい印象がある。

クリニックの将来の発展のためには、個人の技量に頼るのではなく、組織として対応する仕組みが求められる。これは、クレーマーによる明らかに不当な要求に限ったことではなく、一般のクレームについても共通する。同じクレームなのに、担当スタッフによって解答が異なるというのはおかしな話だ。

こういった対応は、理想論としては理解されるものの、「そうはいっても、なかなか」という声を聞くこともある。批判する方は、統一的な対応ができない理由をスタッフの能力の問題としてとらえていることも少なくない。

だが、そうではない。**問題の本質は、クリニックにおいて標準化された対応指針、つまりマニュアルがないことだ。**いわば院長の怠慢といってもいい。

クレーマー対応の指針を策定することは、その重要性は意識されつつも、緊急性が低いためにとかく後手に回ってしまい、いつまでも手つかずにされがちだ。結果として、トラブルが生じてから後悔することになる。これを機会に時間を確保して、マニュアルを作成していただきたい。

マニュアルを作成することに対しては、「クリニックに来る者には、いろんなタイプがいる。要求内容もさまざまで、つかみどころがなく、標準化などできない」という批判もあるかもしれない。だが発想が逆転している。**つかみどころがないがゆえに、なかば無理にでも「型」に当てはめて対応することが早期の問題解決につながる。**つかみどころのないまま対応していたら、それこそ場あたり的な対応しかできない。

マニュアル策定の目的は、個人の判断を可能な限り排除して、組織として統一的な対応を実現させることにある。そのため内容としては、ある事象が起きたときにクリニックとしていかに対応するかを整理していくことになる。まずは作成すること。修正は必要に応じていつでも実施すればいい。

もっともマニュアルを策定しても、マニュアルどおりに話が進まないことも当然ある。むしろ、当初はマニュアルどおりに進展しないことのほうが一般的であろう。

だがマニュアルどおりに進展しないからといって、マニュアルに意味がないというわけではない。**むしろマニュアルどおりに展開していないということは、自分の想定から外れた異常な状況であることがわかる。**そうであれば、「異常な状況だから弁護士に相談するべき」ということがわかる。

もしマニュアルがなければ、異常性すら認識できず、いっそう混乱する。マニュアルは、具体的な指示を伝えるだけではなく、異常性を警鐘するシグナルとしての意味もある。

『マニュアル策定のポイント』

マニュアルを策定するときには、最初から完璧なものなど目指さないことだ。まずは簡単なものでいいから作ってみるといい。**ポイントとなるのは、①クレーマーの定義、②電話・面談時の対応、③弁護士に相談する時期、④警察に相談する時期である。**

①クレーマーの定義については、院長が客観的な事実に基づき、一方的に決め打ちすることになる。

②電話については、まずは1回の電話における上限時間をクリニックで決めておこう。個人的には30分を超えるような電話については、特段の必要性がない限り対応しないように指示している。同様に面談においては、1回の面談の制限時間、院長への同席者及び記録の確保の方法について、事前に明らかにしておく。

③弁護士に相談する時期については、迷いが生じやすいところなので、「5回以上電話があったとき」「3回以上の面談要求があったとき」というように、クレーマーの行動パターンとリンクしたルールを決めておけばいい。これは、④警察に相談する時期についても共通する。

いったんこういった視点で作成したうえで、経験したことを書き足していく。

マニュアルを作成するときには、書式をそろえて、誰もが読みやすいものを心がけていただきたい。できれば電子データではなく、紙ベースで1冊作成しておくべきだ。

マニュアルは、必要になったときにぱっと手に取って内容を確認するべきものだ。電子データの場合には、作成したことで満足し、誰も閲覧しない状況になってしまいがちだ。「手ざわり」というのは、緊急の場合には安心感につながる。

こういったマニュアルを自分だけで作成するのが難しいのであれば、プロのサポートを受けるのもひとつである。私の事務所でも、マニュアル作りのコンサルティングを展開している。

だがこういうときに、マニュアルの作成を丸投げしてはいけない。それでは立派なものができたとしても、院長の思想と離れたものになって、現場では活用できない。外部の力を借りるとしても、あくまで作成するのは院長とスタッフでなければならない。**院長が脳から汗を流しながら作り上げるからこそ、現場で活用できるものとなる。**

【クレーマー対応に関する情報を共有する】

「無事にクレーマーの案件が終わった。よかった」というだけでは、いつまでもクリニックにおける対応力は変わらない。経験こそ最大の価値である。せっかくの経験を、そこだけで終わらせるのではなく、対応力を高めるための機会にしていくべきである。そのために、事案をスタッフで共有して今後の参考にするフィードバックの機会が必要になる。

そもそもクレーマー対応に関する情報は、誰しもが前のめりで知りたいような情報ではない。「できれば自分は巻き込まれたくない」というのがスタッフの率直な気持ちであろう。結果としてクレーマーに関する情報は、特定のスタッフにばかり集まってしまい、周囲から見えない状況になる。

それだけならまだしも、担当スタッフがしだいに孤立してしまうことになる。**クレーマーは、本来であれば組織の問題であるものを、担当者個人の問題へとすり変えて、特定のス**

タッフ個人の責任を追及することがある。「これはあなたのミス。社会人だからクリニックに迷惑をかけず、自分でけじめをつけるべきだ」というように話をもっていくわけだ。

組織を相手にするよりも、個人を相手にするほうが、クレーマーとしても自分を優位に保ちやすい。あえて担当者に「院長にこのことを伝える必要はない」と伝えて、心理的に担当者を組織から切り離しにかかる。

このような状況になると、担当者としても冷静な判断ができないうえに、相談先もない。まさに孤独な状況に陥ってしまい、クレーマーの言いなりになってしまいかねない。

だからこそクレーマーに関する情報は、些細なことでも常にクリニックにおいて共有するように指示しておく。「相手が何を言ってもクリニックの問題であり、個人の問題ではない。何かあればすぐに報告して」と伝えておくことが、担当者の孤立を防止することになる。

もっとも、スタッフが情報を共有するためには、日頃から自分にとって不利なことでも発言できるような職場環境である必要がある。

ミスを報告したときに、院長から叱責されるばかりでは、誰も怖くて報告ができない。報告ができないのみならず、自分のミスを隠蔽する可能性すらある。これでは院長としても、クリニックに起きていることを正確に把握することができず、裸の王様になってしまう。

ミスを叱責しても何らの意味はない。たんに自分の感情を一時的に発散するだけ、それで終わってしまうものだ。しかも場合によってはパワハラという批判すら受けてしまう。

トップとしては、不都合な情報ほど早く手にしなければならない。**ゆえに、ミスを直ちに報告したことについて称賛するべきだ。**批判すべきは、ミスをしたこと自体ではなく、ミスの報告が遅れたことや隠蔽をしたことである。その点を徹底しておかなければ、クレーマーとのやりとりもしだいに見えなくなってしまう。

育成の場としての全参加型ミーティング

クレーマー対応がいったん終了した場合には、院長を含めてスタッフ全員でミーティングの機会を持つ。これは、事案をあらためて共有することで、特定の人の経験を横展開させるためである。

いかにすぐれた担当者がいたとしても、ひとりですべての案件を処理できるとは限らない。しかも、いつかは退職し、クリニックからいなくなる。ある人がいなくなったとたん、組織のクレーマー対応のレベルが一気に低下したという話は珍しいものではない。

これは、そもそも組織に担当者を「教育する」という視点が欠如していたからこそ起こるものだ。**何事も頼ることは大事ではあるが、頼りすぎることは危険である。**だからこそ、特定のスタッフに依存しないために、育成を院長自ら心がける必要がある。

もっとも、クレーマー対応についての個人スキルが高いからといって、他者の育成能力が高いとは限らない。むしろ、できる人に限ってできない人の理由がわからず、育成を放置しがちだ。これではいつまでたっても「組織としての対応力」は低いままだ。

そこで、育成の場としてのミーティングを、クリニックの業務として設定することが求められる。**スキルと育成は、車の両輪のようなもの。経験を自分の言葉で他者に語ることは、知識を経験に基づき体系化することになるため、自分のスキルをより磨くことにもなる。**人事評価においては、クレーマー対応についてのスキルと育成も、評価基準としてしっかり入れていただきたい。

ミーティングにおいては、成功したポイントよりも、失敗したポイントを中心に報告してもらう。**成功は偶然の所産であるが、失敗には必然となる原因がある。**だからこそ人は、他人の成功からではなく失敗から学ぶことが多い。

「あのときこうすればよかった」と全員が考え、追体験することで、初めて自分事になる。人は自分事としてとらえる機会がなければ、真剣に臨むことができない。

なお、ミーティングにおいては、絶対に発言者の行為を批判するようなことがあってはいけない。批判されると、誰も自分の失敗を語ることができなくなってしまう。事実を淡々と語ってもらい、あるべき対応を全員でイメージしていく。地味な活動ではあるが、組織の対応力を上げていくには最適な方法であろう。地味なものほど力強いものだ。

3 患者、スタッフ、家族、そして自分

『人は、支え合いのなかに自分を知る』

あらゆる人は、社会のなかで相互に支え合いながら暮らしている。そして人は、他者との支え合いのなかで、自分の輪郭を把握していくことになる。

医師にしても然りだ。いかに優秀な医師であっても、無人島でただひとりであれば「自分」というものを見失ってしまうであろう。世界にたったひとりであれば、医師という資格も意味をまったく有さない。**周囲が医師として認めるがゆえに、医師であることができる。**

その意味では、医師という肩書きも、医師を支える人がいるからこそ価値を持つことになる。そこで院長を支える人々について、立ち止まって考えてみよう。

院長の頭のなかをのぞいてみると、中心にまず自分がいる（図表5）。そこから外縁に向かって、家族、スタッフ、患者が位置付けられていく。この配置図を前にして、支え合

図表5　院長を支える人々

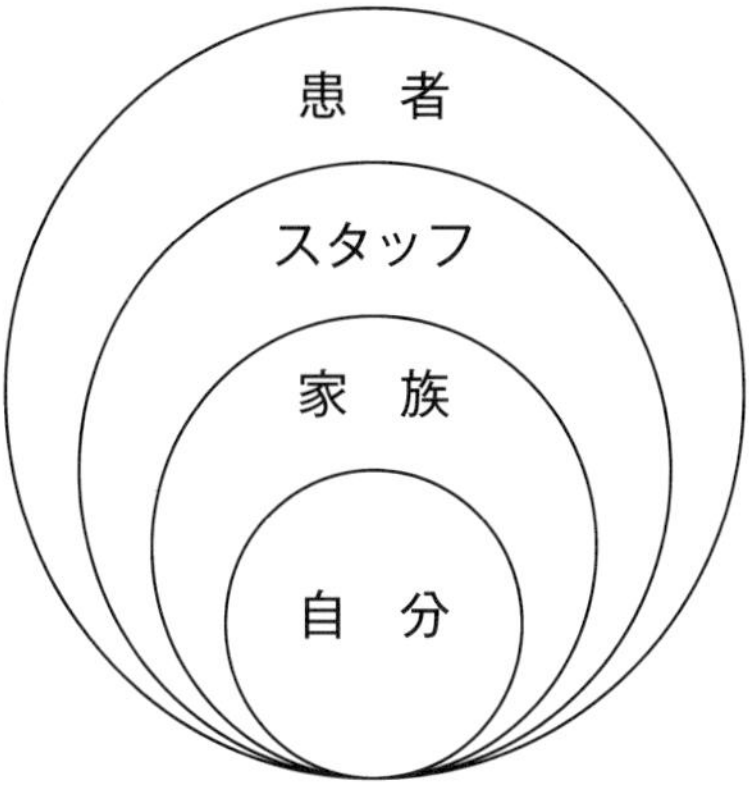

う姿を確認していこう。

まず外側には、患者がいる。医師は、患者に対して医療を提供することで支える。同時に医師は、患者から「医師として頼られる」ことで精神的に支えられている。**医療とは、医師と患者が相互に支え合うことで成立するものである。**

この患者のなかに不当な要求をする者がいれば、支え合う関係を構築することができない。それは支え合う関係ではなく、犠牲という関係だ。医師の自己犠牲のもとで成立するような社会であってはならない。それは医師の手を本当に求めている人の希望を失わせることになる。だからこそ、自信を持って不当な要求を断っていただきたい。

患者から少し目線を手元に移すと、そこには毎日クリニックで顔を合わせるスタッフがいる。誰しも機嫌のいい日ばかりではない。それでもスタッフは、院長あるいは患者のためにクリニックにやってくる。雨の日も雪の日も。

「仕事だから」といえばそれまでだが、医療の仕事は、たんに「仕事」と割り切れるほど簡単なものではない。それを誰よりも理解しているのは、医師である院長自身であるはずだ。

こういったスタッフに対しては、何より深い感謝の念を抱くべきだ。もちろん医師とスタッフでは、学歴も、キャリアも、年収も、責任もまったく違ってくる。されどクリニックにおけるスタッフは、院長とひとつになって医療を提供するサポートメンバーである。

スタッフは、医師の指示がなければ動くことはできない。同時に医師も、スタッフの支援がなければ医療サービスを提供できない。その意味では、医師とスタッフも相互に支え合う関係といえる。

信頼関係が労働問題を防止する

そういった崇高な信頼関係が、わずかな感情のもつれから壊れてしまい、労働問題になるのは心が痛むものである。労働問題に悩んでいる医師の顔には、本当に疲労がにじみでている。信頼していたがゆえの、言葉では言い尽くせない徒労感があるのであろう。

こういった事態にならないためには、院長とスタッフの良好な関係を維持させておかなければならない。「どうすれば良好な関係を維持できるか」については、さまざまな意見がある。**だがもっとも重要なのは、相手を理解しようとする院長の姿勢だ。**

スタッフは、クリニックにおける職員である前に、ひとりの人である。院長と同じく、さまざまなものを背負いながら自分の人生を歩んでいる。人は、相手のことを知り、自分のことを知ってもらうことで信頼を深めていく。労働問題とは、いわばこういった当事者間の信頼関係が破綻した結果といえる。

信頼関係があれば、何か不満があっても、いきなり院長や他のスタッフに矢を引くようなことはない。たいていは信頼を前提に穏当に話をして、解決の道筋を模索することができる。**スタッフとの信頼関係こそ労働問題を防止するものだ。**

こういった信頼関係は、漫然と日々の業務をこなすだけでは成熟しない。あるいは懇親会や社員旅行だけで深まるということもない。信頼とは、院長とスタッフ個人の１対１の関係のなかにある。院長と「スタッフという集団」のなかにあるわけではない。

普段の業務のなかでは、なかなか1対1で話を聞くという機会がない。これでは、「院長は自分の話を聞いてくれない」ということになる。

そこで、計画的に1対1で話す機会を設定するようにする。3か月に1回でもいい。まずは定期的に話をする時間を確保してみよう。コミュニケーションにおいて重要なのは、内容よりも回数である。最初は話がうまくかみ合わずとも、繰り返していれば自然に話ができるものだ。例えば、昼ご飯をともにするというものでもかまわない。

1対1で話をするときには、何より相手の話を「聞く」ということにこだわっていただきたい。医師は知的レベルが高いために、相手の話を推測して「だからこうだ」と自ら話をしてしまいがちである。これでは相手が萎縮してしまい、話したいことも話せなくなる。相手の話を遮ることなく、まずはじっくり聞いてみる。ここは忍耐だ。**誰かが話を聞いてくれるだけでも、人は救われるときがある。**

スタッフとの対話を少しずつ積み重ねていけば、「院長は自分を見てくれている」という認識になっていく。信頼を深めるためには、手間暇をかける必要があるということだ。

『家族という最後の支え』

クリニックの経営は、院長の姿勢ひとつですべてが決まる。それは楽しくもあり、恐ろしくもある。

院長の精神状態が安定していれば、クリニックも安定する。逆に精神状態が不安定であれば、クリニックも不安定になる。院長の精神状態がもっとも不安定になるのは、やはり家族間でトラブルがあるときだ。

実際に、労働問題やクレーマー問題が続発するクリニックでは、院長自身も家族の問題を抱えているケースが多い印象を受ける。**経営におけるすべての責任をひとりで背負う院長にとっては、家族こそが最後の支えである。**そのため家族とのトラブルは、ダイレクトにクリニックの経営に影響するのであろう。

院長が相談に来所するときには、たいてい妻も同席する。クリニックの経営が、いかに夫婦二人三脚のもとで成り立っているかがよくわかる光景だ。

妻は、院長以上にクリニックの状況を冷静に認識しているものだ。されど、「夫である院長をたてなければ」と考えて、あえて発言をしないことも多い。だからこそ、あえて院長でなく妻に向けて質問をすることもある。

私は、**院長から依頼を受けてさまざまな事案を解決してきたが、しみじみ感じることがある。それは「医者の妻は大変だ」ということだ。**見てきたことを書けば、それだけで1冊の本が書けるかもしれない。

院長の妻の多くは、夫からの依頼を受けて、クリニックの経理をはじめとしたオフィス業務を一手に引き受けている。そして面倒なことが発生すると、「うまくやっておいて」と丸投げされてしまう。

スタッフからは、まるで同僚のように不満を聞かされて、仲裁役まで求められる。家庭に戻れば家事をして、子どもの進学にも頭を悩ます。「子どもの好きなように育ってくれれば」と口では言いつつも、やはり「できれば医師になってほしい」という思いもある。疲れた体でハンドルを握り、子どもを学校から塾へと連れて行く。

はっきり言って、院長よりも気の休まる時間がない。ある院長夫人は、義母との関係に悩み、「先生、私はなんのために結婚したのでしょう」と虚ろな目で口にしていた。

院長は、自分が想像しているほどには妻を理解していないものだ。医師は、妻のサポートがあってこそ、クリニックを維持することができていることをあらためて認識するべきだ。

不倫がばれた医師から相談を受けたことがある。口では反省していると言いつつも、反省していないことはなんとなくわかった。こちらとしてはビジネスなので、とくに意見もなかったが、「英雄色を好む」という発言をしたときにはさすがに筆が止まった。「でも、英雄になれたのは奥様がいたからでしょ」と思わず口にしてしまった。依頼にはならなかったが、自分として間違った指摘をしたとは考えていない。**人間は、いかに賢くても間違いを犯す。間違いを犯したときにこそ、人間の本質が出てくる。**

【家族を守るということ】

いかなる場合であっても家族を大事にしなければならない。**「大事にする」とは、感謝の言葉をかけるというだけではなく、リスクを回避するための具体的対策をとっておくということだ。**

院長の家族のトラブルとしては、離婚もさることながら、相続に関するものが多い。典型的なのは、医師の資格を有する子と有さない子の相続における争いだ。

医師の資格を有する子は、クリニックを引き継ぐことができる。されど資格のない子は、引き継ぐだけの資格がない。「資格がないから仕方ない」というのは第三者的な意見だ。当事者からすれば、「資格があるからといって、兄だけクリニックを引き継いで、自分には十分な遺産をもらえない」という不満の原因になってしまう。「うちの家族は仲がいいから大丈夫」という声を聞くこともあるが、なんら根拠のあるものではない。**人は人生の歩みを進めるほどに、環境が変わってくる。**子どものときには仲のいい兄弟姉妹であっても、年齢を重ねると生活スタイルも考え方も違ってくる。とくに「自分の家族」というものが新たに生まれてくれば、それまでと同じというわけにはいかない。そういった環境の相違が遺産分割における争いの要因になる。

あるいは院長が再婚していれば、前妻の子も相続人になってくる。院長が亡くなれば、遺産分割のために見つけて、話し合いをしなければならないときもある。

ある事案では「自分は何ひとつ父らしいことをしてもらえなかった。同じ人の子なのに、あなた方は不自由なく暮らせてきてうらやましい」という趣旨の言葉をかけられたこともある。これは、妻ではない女性との間に子がいるときも同じだ。自分のあずかり知らぬ事情で不遇な目にあった人は、その感情を一生忘れることができない。

よく「赦し」という言葉を耳にする。つらい経験をした人が誰かを赦すというのは、道義的に立派なことである。だがそれほど簡単にできることではない。**たいていの人は、「赦したい。されど赦せない」という苦悩に陥るものだ。**脱線するが、こういうときに遺された院長の妻は、「夫のことでかわいそうな思いをさせました。揉めないように話を進めてください」と語ることが多い。人間の優しさと強さを感じる瞬間である。

人間というのは、感情があるがために難しい存在だ。だからこそ相続において、当事者同士の話し合いでは円満に解決できないときがある。

そこで院長は、必ず公正証書遺言を作成しておくべきだ。誰が何を相続するかを遺言で明らかにすることで、家族同士の軋轢を回避することができる。相続で苦しい思いをするのは、亡くなった院長自身ではない。遺された者である。

私が「家族を守る」というのは、今この瞬間のことだけを言うものではない。院長自身が亡くなったあとのことも含めた広い視点で家族を眺め、対策をとる。それが将来のクリニックの発展のためにも必要である。

悩みは理想の裏返し

「なぜ医師を目指したのか」と質問されたとき、あなたはどのように回答するであろうか。「弱者を救済したい」「安定した収入を確保したい」「社会的地位を手に入れたい」「親が医者で引き継ぐために」など、人によって回答内容は千差万別だろう。

いずれの動機が正しく、いずれの動機が間違っているというものではない。「医師になる」というひとつのゴールは同じであって、ただ最初の一歩を踏み出したきっかけが違うだけである。

ただ、自分が求めた医師に実際になってみて、「何ひとつ不満がない」という人はおそらくいない。安定した収入もある。「先生」と呼ばれる社会的地位もある。それでもどこか満たされぬ思いのままだ。周囲からは、「これ以上に何を望むの」と言われるであろう。されど、いかなる状況であっても、何がしかの悩みを抱くのが人間というものだ。

満ち足りぬ思いに駆られることは、必ずしも悪いことではない。**人は、何かに真剣に取り組むほどに、より高みを目指したくなる。**目指すべき理想が高いほどに、現実のギャップに悩むことになる。

クリニックの経営に関していえば、「スタッフ同士が協力する組織であってほしい」「クレーマーに巻き込まれず、患者とスタッフが安心できる場所であってほしい」「患者とスタッフにとって、よりよい場所であってほしい」と願うがゆえに、院長としても悩むことになる。

「どうでもいい。このままでいい」と、たんに現状に満足しているだけであれば、何も悩むことはない。悩むことはないが、変化の著しい現在において、ただ衰退していくだけである。

悩みとは理想の裏返しにほかならない。**悩みつつも、より高みを目指すところにこそ、医師が医師たるわけがある。**

私は、「経営者、医師の悩みを解決する」という旗を掲げて事務所を開設している。これまであまたの事件に関与して、うまくいったものもあれば、そうでないものもあった。経験を通じてわかったことは、リスクと同じで、悩みをゼロにすることはできないということだ。医師の悩みをゼロにすることは、医師の理想を否定することと同じだ。

何かに挑戦することを諦めれば、悩みも生まれてこないであろう。だが、挑戦を否定するばかりの生き方が医師のあるべき姿とは考えられない。**エリートがエリートであること**

の意味は、その能力を活用して手に入れた知見を社会に還元することにある。そうやって社会全体のボトムアップが実現していく。

医師が悩むことを恐れ、理想に向けて挑戦していくことを諦めれば、社会全体の劣化を導くことになる。それは医師の知名度やクリニックの規模によって異なるものではない。ヒポクラテスの誓いを目にしたときから、すべての医師に課せられた宿命だ。悩みは否定するべきものではなく、付き合うべきもの。それが現時点における私の考え方である。

『すべては自分の内にしかない』

院長は、多くの人に支えられながら、その椅子に座っている。院長が悩みを抱えていれば、心配して周囲が声をかけてくれるだろう。人に声をかけてもらえるだけでも心は癒されるものだ。法律で心が癒されることは、まずない。

だが同時に、個人の悩みというものは、周囲からの支援だけで解決できるものでもない。どれほど周囲から手厚い支援を受けたとしても、自分の悩みと折り合いをつけることができるのは自分しかいない。**その意味では、医師とは孤独な存在だ。最後に頼ることができ**

るのは、自分しかいないということだ。

私たちは、とかく問題の原因を自分の外の世界に求めてしまいがちだ。労働問題にしてもクレーマーにしても、「自分の外」に原因があるととらえて、「自分は不遇だ」と思ってしまう。

だがこれは違う。**人生におけるすべての問題の原因は、自分の内にある。そして、解決の方法も自分の内にしかない。**

あることで悩むというのは、自分の内なる混乱と対峙し、自分を整える機会にほかならない。だからこそ悩みを通じて、人はより優しくかつ強くなれる。すべてを解決するのはあなた自身である。弁護士ができるのは、そういったあなたが自分に向き合うことをサポートすることでしかない。

「自分は医師としていかに生きていくべきか」と自問し続けることこそ、悩みと折り合いをつけながら生きていくための唯一の方法だ。そこには回答はない。だが自問し続けるということにこそ意味がある。

医師といえども、機嫌のいいときもあれば悪いときもあるだろう。「医師として、清く正しく生きる」というのは、理想論としては立派ではあるが、現実には簡単なことではない。ときには医師であることに嫌気がさすことだってあるはずだ。

それでもあなたは、「医師であること」を選択してここにいる。世界にはあなたにしか救えない人がきっといる。苦しむ人を目の前にして、「大丈夫ですか」と寄り添う姿に人は心打たれる。生き方が少々不器用であっても、目の前の患者に真摯に向き合う背中に憧れる子ども達もいる。

医師とは資格ではない。あなたの生き方そのものだ。

おわりに

虚弱体質で、幼い頃からお世話になっていた医師がいた。境遇に同情してなのか、物事がうまくいかないときでも、「大丈夫」「君ならできる」といつも親身に語ってくださった。難しい言葉は理解できなかったが、励ましの言葉にいつも救われていた。

ある日、司法試験に合格したことをお伝えした。するとその医師は、何も言わず椅子から立ち上がり、深々とお辞儀をなさった。そして、「おめでとうございます。先生、これからもよろしくお願いします」と真剣な眼差しで話された。

まだ何者でもない自分に、わざわざ立ち上がって挨拶をなされた。あのときの衝撃は今でも鮮明に覚えている。「医師とはかくたるものか」と身をもって学んだ瞬間だった。

あの経験がなかったら、医師からの依頼を積極的に引き受けることはなかったかもしれない。あのひと言があったからこそ、本書ができあがった。医師のたわいのないひと言が、誰かの人生を大きく変えることがある。

医師という仕事は、周囲からすれば、地位も収入も安定した魅力的な仕事に見える。だが実際に事件に関与してみると、いかに世間のイメージと医師の実態が乖離しているのかがよくわかる。医師は、常に不安と緊張のなかでの診察を余儀なくされている。しかもほかに頼る人もいない。ある意味では孤独な存在だ。

私の仕事は、そういった孤独な医師に寄り添い、問題解決に向けて、ともに歩みを進めることといえるだろう。それは決して法律論だけで語られるべきものではない。むしろ、法律だけで解決できるものなど高が知れている。本当に難しいのは、法律ではどうにもならない問題だ。そのときに、「自分の領域外だから」と言って距離を置くのは簡単だ。しかし、医師と信頼関係が深まることはないだろう。いかなる問題についても逃げずに対峙すること。それこそが自分の役割だと位置付けている。

人は、考えたくないものに対してとかく目をつぶってしまう。「そんなことで時間をとられたくない」「考えるだけでもストレスになる」と理由をつけて、問題の解決を先延ばしにしてしまいがちだ。

その最たるものが、本書でとりあげた、人に関する問題であろう。読み進めるなかで、ご自身に当てはまる話もあったはずだ。重要であるとわかりつつも、考えたくない人の問題。これに目をつぶってしまうと、問題はさらに複雑化し、修復不可能な状況に陥ることすらある。病気の可能性を認識しつつ、何も手立てを加えず放置するようなものだ。人の問題にしても、早期の発見と治療こそが健全なるクリニックの経営につながる。まずは、考えたくない問題にこそ目を向けていただきたい。すべての解決は現実直視から始まる。

本書は、院長をはじめとした医師たちの行動を促すべく執筆したものである。いくら本を読んでも、セミナーに参加しても、「学ぶ」だけでは実際の問題は何も解決しない。学んだことを行動に移してこそ、あなたの環境は少しずつ変わりはじめる。

最初は変化の兆しだけかもしれない。だが兆しをうまく見いだすことができれば、大いなる変化を手に入れることができるはずだ。

もちろん、自分ひとりで努力しても結果につながらないこともあるだろう。そういうときには、専門家をはじめとする周囲のサポートを求めることを厭うべきではない。いくら医師として優秀であっても、ひとりでできることには自ずと限界がある。知性とは、すべて知ることではなく、自分が知っていることと知らないことを区別できる能力である。むしろ、任せるべきところは任せてこそ、医療の質の向上にもつながる。

一方で、院長はクリニックにおけるすべてについて、ひとりで責任を負担するものである。ときに重圧から、院長であることを息苦しく感じることすらあるかもしれない。そういうときには、「なぜ院長になったのか」という原点に立ち返っていただきたい。

医師になりたいという人はあまたいれども、医師になれた人はわずかである。院長となれば、医師のなかでもさらに少ない。「たまたま院長になった」という人は、おそらくいない。あらゆる院長は、自らの選択のうえで椅子に座った。そのときあなたを突き動かしたのは、「自らの手で救いたい」という医師としての情熱であろう。

その情熱こそ、幾多の困難を越えていく原動力にほかならない。そしてあなたが医療に捧げた情熱は、時間を超えてきっと誰かに響き続ける。私がそうであったように。

雑音に惑わされることなく、あなたの考える理想の医療を追求していただきたい。世界はあなたの手を求めている。

本書の執筆にあたり、日本法令の白山美沙季さんには多大なる支援をしていただいた。彼女が本州の端で海を眺めている私を見つけてくださらなかったら、本書が日の目を見ることもなかった。この場を借りて御礼申し上げる次第である。

島田直行

〔著者略歴〕

島田直行（しまだ　なおゆき）

島田法律事務所代表弁護士
京都大学法学部卒。山口県弁護士会所属。

経営者をあらゆる方向から支援することをテーマに“社長法務”と称する独自のリーガルサービスを提供する。労働事件（使用者側）、悪質クレーマー対応及び相続を含めた事業承継をメインに、経営者のあらゆる悩みに耳を傾ける。

常に意識することは、空理空論ではない「この難局をいかに解決するか」という具体的な解決策の模索。これまで労働案件だけでも200件を超える事案に関わり、経営者とともに目の前に立ち塞がる課題を解決してきた。顧問先はサービス業から医療法人まで多岐にわたる。

基本的な姿勢は、交渉による柔軟かつ早期の解決。一方の見解をひたすら突き通すのではなく相手の心情にまで踏み込んだ交渉を展開することで、双方にとってバランスのとれた着地点を見いだすことを旨としている。

自らの中心に据える価値観は「もののあはれ」。いかなる状況でも将来に向けた一条の希望を感じさせることに人としてのあるべき姿勢を見いだす。

著書は、『社長、辞めた社員から内容証明が届いています ――「条文ゼロ」でわかる労働問題解決法』『社長、クレーマーから「誠意を見せろ」と電話がきています ――「条文ゼロ」でわかるクレーマー対策』『社長、その事業承継のプランでは、会社がつぶれます――「条文ゼロ」でわかる代替わりと相続』（いずれもプレジデント社）。その他雑誌への連載など執筆多数。

院長、クレーマー＆問題職員で
悩んでいませんか？
〜クリニックの対人トラブル対処法〜

令和３年６月１日　初版発行
令和４年９月30日　初版３刷

検印省略

著　者　島田直行
発行者　青木健次
編集者　岩倉春光
印刷所　丸井工文社
製本所　国宝社

日本法令®

〒101-0032
東京都千代田区岩本町１丁目２番19号
https://www.horei.co.jp/

（営　業）TEL 03-6858-6967　Eメール syuppan@horei.co.jp
（通　販）TEL 03-6858-6966　Eメール book.order@horei.co.jp
（編　集）FAX 03-6858-6957　Eメール tankoubon@horei.co.jp

（オンラインショップ）https://www.horei.co.jp/iec/
（お詫びと訂正）https://www.horei.co.jp/book/owabi.shtml
（書籍の追加情報）https://www.horei.co.jp/book/osirasebook.shtml

※万一、本書の内容に誤記等が判明した場合には、上記「お詫びと訂正」に最新情報を掲載しております。ホームページに掲載されていない内容につきましては、FAXまたはEメールで編集までお問合せください。

ISBN 978-4-539-72823-9